DIETA MAYR PER PRINCIPIANTI

La guida completa per essere più sani, più leggeri e con la pancia piatta.

Include ricette, piani per i pasti e metodi di masticazione.

Elizabeth Thompson

Sommario

INTRODUZIONE

Il metodo Mayr è un piano di dieta ideato nel 1920 dal medico e filosofo austriaco Dr. Franz Xaver Mayr. Questo metodo particolare, ha guadagnato notorietà dopo essere stato di aiuto l'attore Rebel Wilson a perdere peso. Il programma si basa sulla concezione che la salute dell'intestino è fondamentale per la perdita di peso e lo stato di salute in generale. Si concentra sull'eliminazione di particolari alimenti, per migliorare la salute dell'apparato digerente e adottare tecniche di alimentazione consapevole come masticare completamente il cibo ed evitare distrazioni mentre si mangia. Mentre il piano è destinato ad essere seguito per 14 giorni e molti dei comportamenti sono destinati a svilupparsi in abitudini a lungo termine inevitabilmente generano un migliore stato di salute. Franz Xaver Mayr ha fondato il trattamento F.X. Mayr tra il 1875 e il 1965. Dopo aver completato i suoi studi a Graz, il medico si dedicò totalmente all'intestino, il cosiddetto secondo cervello. All'epoca, era già convinto che una flora intestinale squilibrata causasse un numero considerevole di disturbi e malattie. Per esempio, durante la prima guerra mondiale, riconobbe che proteggere l'intestino attraverso il digiuno giovava al nostro organismo;

dato che le truppe che digiunavano in condizioni difficili recuperavano rapidamente la loro salute.

Così, l'obiettivo primario del metodo Mayr divenne chiaro: la riabilitazione intestinale.

Oggi sappiamo con certezza che l'intestino è il centro nevralgico del nostro sistema immunitario e che un intestino sano è necessario per una salute e un'attrattiva ottimali. Spesso commercializzato come un modo veloce e rapido per ridurre il peso, l'approccio è stato recentemente promosso da celebrità e guru del benessere.

Mentre alcuni pensano che la dieta sia benefica e semplice da seguire, altri credono che sia restrittiva e che rimuova gruppi alimentari chiave e nutrienti.

Questo libro esamina il metodo Mayr in modo più dettagliato, compreso cos'è, come funziona e se vale la pena farlo.

DIETA MAYR

IL METODO MAYR è un noto piano dietetico che incoraggia chi è a dieta a mantenere abitudini sane e a fare i necessari cambiamenti di salute. Il piano dietetico del Metodo Mayr crede che tutto sia collegato all'intestino e che ciò che mangiamo, o non mangiamo, abbia un effetto sulla nostra salute generale e sul nostro benessere, incluso il nostro peso.

La dieta è stata creata più di un secolo fa e comporta l'adozione di un approccio alimentare consapevole che ritiene aiuti la perdita di peso. Tuttavia, il piano include regole che, secondo due esperti, non sono sostenibili. Un esperto ha detto a Express.co.uk che mantenere un intestino sano è fondamentale; la dieta appare piuttosto restrittiva.

Jamie Wright, un esperto di nutrizione con Myprotein, ha dichiarato: "La dieta è estremamente restrittiva e di conseguenza, esprime diverse affermazioni che sono supportate da prove scientifiche". La ricerca di Myprotein indica che il metodo Mayr ha visto un aumento del 150% del volume di ricerca negli ultimi mesi.

Nonostante questo, Jame ritiene che la dieta non sia necessaria per perdere peso. "Una di queste affermazioni è la promozione dei cibi alcalini e la restrizione dei cibi acidi per promuovere un livello di PH più desiderabile nel nostro corpo", ha spiegato.

Per riassumere, il PH del tuo cibo è irrilevante; i nostri corpi regolano il PH estremamente bene, e se non lo facessero, saresti abbastanza malato".

Secondo l'esperto, il metodo ha lo scopo di pulire e disintossicare il corpo, il che può essere abbastanza dannoso.

Jamie ha continuato: "Una dieta non funzionerà mai per te se viene imposta al tuo stile di vita". Il cibo è fantastico; ho speso molti soldi e tempo per studiarlo, quindi prendetemi in parola quando dico che sono un fan. Tuttavia, passiamo una quantità eccessiva di tempo a cercare la prossima grande cosa o la cura miracolosa quando, in realtà, la perdita di peso e la gestione sostenibile sono abbastanza semplici".

Inoltre, la dieta è governata da molte regole.

La nutrizionista Jenna Hope ha spiegato a Express.co.uk: "Il metodo Mayr è una dieta restrittiva con numerose regole alimentari, tra cui mangiare in un orario prestabilito, evitare spuntini, glutine e latticini, e astenersi dal cibo crudo dopo le 4 del pomeriggio".

Il metodo è destinato a "pulire e disintossicare il corpo", anche se la funzione primaria del fegato e dei reni è quella di rimuovere le tossine indesiderate dal corpo.

"Il consumo di cibi specifici non aiuterà il corpo a disintossicarsi.

"Le regole sono destinate a promuovere un deficit calorico significativo, che è una componente critica della perdita di peso del Metodo Mayr".

Inoltre, l'esperta ha spiegato che le regole del metodo di perdita di peso sono "superflue" per raggiungere la perdita di peso.

Jenna ha continuato: "La perdita di peso può essere ottenuta seguendo una dieta sana ed equilibrata che enfatizza

l'assunzione totale di cibo e le dimensioni delle porzioni". Per perdere peso, devi assumere meno calorie di quelle che il tuo corpo brucia.

Ci sono numerosi strumenti online per calcolare il tuo deficit calorico, combinato con l'esercizio fisico per ottenere una perdita di peso sana e a lungo termine.

Jenna ha continuato: "Anche lo stress, la privazione del sonno e altri fattori dello stile di vita possono contribuire alla perdita di peso".

"Inoltre, la dieta incoraggia un'alimentazione più consapevole, che favorisce la regolazione dell'appetito, la salute dell'intestino e l'assorbimento dei micronutrienti".

Quando si segue la dieta, le abitudini importanti da sviluppare includono mangiare lentamente, bere tra i pasti

"Come risultato delle regole eccessive e inutili, la dieta è estremamente insostenibile e promuove un rapporto malsano con il cibo", continua Jenna. Di conseguenza, questa dieta non è adatta per la perdita di peso a lungo termine o per mantenere una buona salute.

"Questa dieta è spesso combinata con un regime di allenamento che può anche aiutare nella perdita di peso".

Quindi, se stai cercando di perdere peso, potresti aver sentito parlare del Metodo Mayr ma non sei sicuro che questo metodo di perdita di peso sia sicuro ed efficace.

Abbiamo scoperto un metodo collaudato per aiutarti a perdere peso e migliorare la tua salute, bilanciando la tua vita frenetica e aiutando anche la tua famiglia a vivere uno stile di vita più sano.

Ciononostante, c'è una quantità impressionante di informazioni (e disinformazione) disponibili, e noi vogliamo aiutarvi a educare su tutto.

Vuoi capire se la dieta Mayr è valida per aiutarti a raggiungere i tuoi obiettivi di salute, fitness e perdita di peso!

Questo tipo di dieta per la perdita di peso consiste in quattro componenti fondamentali:

Nutrizione e salute dell'intestino Esercizio

Medicina

Consapevolezza

Si basa sulla convinzione che i modelli alimentari e gli alimenti tipici avvelenano il sistema digestivo delle persone.

Il piano del Metodo Mayr combina la medicina tradizionale e complementare per trattare qualsiasi problema di salute esistente e migliorare la consapevolezza mentale attraverso l'esercizio e la corretta alimentazione. I creatori della dieta Mayr parlano dei benefici di uno stomaco più piatto, di una maggiore energia e di una pelle luminosa.

Nutrizione e salute intestinale

Quando si segue il metodo Mayr per la perdita di peso, bisogna attenersi alle seguenti linee guida nutrizionali:

Iniziare il programma senza zucchero e caffeina.

Mettere fine agli spuntini

Consumare meno latticini

Limitare il consumo di cibi contenenti glutine

contenenti glutine, come quelli fatti con

grano, orzo o segale.

Masticare gli alimenti più a fondo e più a lungo

tempo (masticare ogni boccone di cibo 40-60 volte)

Consumare cibi interi ad alto contenuto di alcaline, come frutta, verdura, tofu,noci, semi, legumi e pesce.

Evitare i cibi altamente lavorati

Mantenere uno stato di consapevolezza mentre si mangia.

La semplice verità è che quando si segue la dieta del Metodo Mayr, si consumano soprattutto cibi sani e integrali e si consuma meno cibo,

elaborato.

Esercizio

Il Metodo Mayr non si limita a modificare le vostre abitudini alimentari.

Fare esercizio fino a sei giorni a settimana ed eseguire una dieta ben bilanciata fà la diferenza.

Per ottenere i migliori risultati, combinate l'esercizio cardiovascolare con l'allenamento della resistenza.

Medicina

Ricevere le cure mediche appropriate per i fattori di rischio delle malattie croniche può ridurre significativamente il rischio di sviluppare una situazione debilitante come il diabete, le malattie cardiache o il cancro.

Consultate regolarmente il vostro medico per assicurarvi che la vostra pressione sanguigna, il colesterolo e i trigliceridi siano adeguatamente controllati. Il trattamento medico può essere necessario, oltre ad apportare modifiche allo stile di vita.

Se il medico prescrive farmaci per malattie croniche, si può essere in grado di ridurre il dosaggio o addirittura smettere di prenderli del tutto quando si perde peso.

Consapevolezza

Ogni volta che mangi, mantieni la tua attenzione sul compito da svolgere per evitare di distrarti e consumare una quantità eccessiva di calorie.

Distrazioni come giocare con il telefono, guardare la televisione, leggere, conversare al telefono o con gli amici sono tutte comuni.

Efficacia del metodo di dieta Mayr

Finché non si limitano severamente le calorie o gli alimenti, la dieta del metodo Mayr può essere un modo sicuro ed efficace.

Ecco le chiavi della dieta:

i. Consumare cibi alcalini

Numerosi cibi interi, minimamente lavorati, come frutta, verdura, legumi e noci, sono naturalmente più alcalini, ed è per questo che è l'idea migliore consumare cibi alcalini quando si segue la dieta del metodo Mayr.

Tuttavia, non siete obbligati a consumare solo cibi alcalini; se siete in buona salute, il vostro corpo può regolare correttamente i livelli di pH da solo.

ii. Tecnica di masticazione e precauzioni Masticare ogni boccone di cibo è laborioso e richiede tempo e non è sempre fattibile.

Tuttavia, questa strategia può aiutarvi a mangiare più lentamente e a consumare meno calorie nel complesso, il che è vantaggioso quando si cerca di raggiungere il proprio peso forma.

Linee guida

Dovresti masticare ogni boccone di cibo almeno 40-60 volte.

Mangia il tuo pasto abbondante come prima cosa la mattina.

Metti giù il cibo non appena ti senti pieno. Dopo le 3 del pomeriggio, consumare solo cibi cotti. Quando possibile, evita di bere acqua

con i pasti.

Dopo le 19, smetta di mangiare.

CONSIGLI SU COLAZIONE, PRANZO, CENA E SPUNTINI

Spuntini

Evitare gli spuntini può aiutare a ridurre l'apporto calorico complessivo per la perdita di peso, a patto che non si mangi troppo al momento del pasto. Si raccomandano spuntini ogni quattro-sei ore, così come spuntini intermedi (per esempio, spuntino alle 10-10:30). Inoltre, se si ha fame durante il giorno, non bisogna mai sentirsi obbligati a mangiare, indipendentemente da quanti pasti o spuntini si sono già consumati.

Tuttavia, non è necessario rinunciare completamente agli spuntini per perdere peso in modo efficace.

Infatti, in alcuni casi, saltare gli spuntini può portare ad un affaticamento tra un pasto e l'altro o ad un eccesso di cibo al momento del pasto.

Consumare un piccolo pasto o uno spuntino ogni poche ore circa. Gli spuntini sono proibiti, il consumo di latticini e glutine è limitato, i cibi crudi sono evitati dopo le 4 del pomeriggio, e la colazione è enfatizzata con la possibilità di saltarla.

Colazione

La colazione promuove una buona salute migliorando la memoria e la concentrazione, abbassando i livelli di colesterolo LDL "cattivo" e diminuendo il rischio di creare diabete, malattie cardiache e obesità.

Non è chiaro, tuttavia, se la colazione promuove queste sane abitudini o se coloro che la consumano vivono stili di vita più sani. Tuttavia, una cosa è certa: saltare la colazione può sconvolgere i ritmi di digiuno e di alimentazione del tuo corpo. Quando ci si sveglia, il livello di zucchero nel sangue è tipicamente basso, il che è necessario per i muscoli e il cervello per funzionare in modo ottimale. La colazione contribuisce alla sua ricostituzione. Vi aiuterà a bruciare calorie durante la giornata. Inoltre, fornisce l'energia necessaria per svolgere i compiti e aiuta la concentrazione al lavoro o a scuola. Questo è solo un assaggio dei motivi per cui la colazione è il pasto più importante della giornata.

Tuttavia, il Metodo Mayr può essere un punto di forza, perchè si concentra sul controllo delle porzioni, sulla salute dell'intestino, sulla riduzione dell'infiammazione e sull'eliminazione degli alimenti trasformati, aiuta a ripristinare la forma fisica. Inoltre, il mindful eating elimina gli spuntini, limita l'assunzione di latticini e glutine, e pone l'accento sulla masticazione lenta del cibo.

Secondo un rapporto accurato, il pasto più grande della giornata è la colazione, seguita da un pasto più piccolo a pranzo e da un pasto più piccolo a cena. Dopo le 3 del pomeriggio, i cibi crudi non sono raccomandati. Di conseguenza, si dovrebbe probabilmente mangiare una colazione sostanziosa - pensate a uova biologiche, spinaci e pane fatto in casa. Inoltre, good housekeeping ha rivelato una lista di cibi permessi nel piano Mayr, tra cui albicocche, mele e bacche. L'avena macinata è consentita, il che è ideale per chi è un grande fan del porridge.

Pranzo

Il pranzo, come tutti i pasti, dovrebbe essere nutriente e piacevole. Un modo semplice per contribuire a un pranzo equilibrato include cibi di almeno tre gruppi alimentari (verdura, frutta, cereali, proteine e latticini/ricchi di calcio). Tuttavia, una regolazione impropria del pranzo può portare ad un aumento di peso.

I pasti del piano Mayr sono spesso incentrati sul pesce, come il salmone o il petto di pollo, mantenendo un equilibrio generale di cibi sani. "Questo non vuol dire che ogni settimana sia una settimana sana". Certe settimane sono semplicemente non iniziali, e non c'è niente che si possa fare". Il piano Mayr permette la trota e il salmone affumicato e il petto di tacchino senza pelle e il tofu quando si tratta di alimenti. Ci sono numerose verdure tra cui scegliere, tra cui carote, patate, pomodori, lattuga, broccoli e rape. Alcuni carboidrati, come il riso per risotti e la polenta, fanno il taglio.

Cena

Immaginiamo che gli ingredienti della cena siano simili a quelli del pranzo, ma in una porzione più piccola: proteine magre e molta verdura fresca.

Tenete a mente che potete continuare a concedervi (anche se solo una o due volte a settimana del cibo a piacere). Un piano alimentare ben bilanciato raccomanda come bevande tè verde, acqua e succo di melograno. In effetti, sembra abbastanza salutare!

La nuova dieta del piano Mayr prevede l'astensione dallo zucchero e dal cibo spazzatura. Tuttavia, la maggior parte dei giorni, consumando 3.000 calorie e la maggior parte di esse essendo carboidrati, si può ancora sentire la fame.

COME MIGLIORARE LA DIGESTIONE IN BASE AL PIANO DIETETICO MAYR

Tutti sperimentano occasionalmente sintomi digestivi come indigestione, gas, bruciori di stomaco, nausea, costipazione o diarrea.

Quando questi sintomi si verificano frequentemente, possono peggiorare significativamente la tua vita.

Fortunatamente, i cambiamenti nella dieta e nello stile di vita possono migliorare la salute dell'intestino e del tuo stato in generale. Il piano e il metodo della Dieta Mayr si basano su modi naturali per migliorare la tua digestione. Le seguenti prove supportano il piano e il metodo per apportare sin da subito benefici:

Consumare cibo vero

La dieta ad alto contenuto di carboidrati raffinati, grassi saturi e additivi alimentari è stata associata ad un aumento del rischio di sviluppare disturbi digestivi.

Gli additivi alimentari, come il glucosio, il sale e altre sostanze chimiche, sono stati implicati nella promozione dell'infiammazione intestinale, con conseguente condizione nota come intestino che perde. I grassi trans sono presenti in un'ampia varietà di alimenti trasformati. Sono ben noti per i loro effetti dannosi sulla salute cardiovascolare, ma sono stati anche collegati a un aumento del rischio di sviluppare la colite ulcerosa, una malattia infiammatoria intestinale.

Inoltre, gli alimenti trasformati come le bevande ipocaloriche e i gelati contengono spesso dolcificanti artificiali, che sono stati collegati a problemi digestivi.

Secondo uno studio, il consumo di 50 grammi del dolcificante artificiale xilitolo ha causato al 70% delle persone gonfiore e diarrea, mentre 75 grammi del dolcificante eritritolo hanno causato al 60% delle persone gli stessi sintomi.

Inoltre, gli studi indicano che i dolcificanti artificiali possono aumentare il numero di batteri intestinali nocivi nel tuo corpo.

I batteri intestinali squilibrati sono stati associati alla sindrome dell'intestino irritabile (IBS) e a malattie dell'intestino come la colite ulcerosa e il morbo di Crohn.

Fortunatamente, l'evidenza scientifica suggerisce che le diete ricche di nutrienti possono aiutare a prevenire le malattie dell'apparato digerente.

Di conseguenza, consumare una dieta ricca di cibi interi ed evitare i cibi lavorati può essere la migliore opzione per una digestione ottimale.

Consumare una quantità adeguata di fibre è ampiamente riconosciuto che porta benefici alla salute.

È scientificamente provato che la fibra è benefica per la digestione.

La fibra solubile assorbe l'acqua e aiuta le feci a mantenere la loro massa. La fibra insolubile agisce come un gigantesco spazzolino da denti, aiutando il tuo apparato digerente a mantenere il corretto funzionamento.

La fibra solubile si trova nella crusca d'avena, nei legumi, nelle noci e nei semi, mentre la fibra insolubile si trova nelle verdure, nei cereali integrali e nella crusca di grano.

Una dieta ad alto contenuto di fibre è stata associata a una diminuzione del rischio di sviluppare condizioni digestive come ulcere, reflusso, emorroidi, diverticolite e sindrome dell'intestino irritabile.

I prebiotici sono un altro tipo di fibra che supporta la crescita di batteri benefici nell'intestino. È stato dimostrato che il consumo di una dieta ricca di queste fibre riduce il rischio di sviluppare malattie infiammatorie intestinali. Numerosi frutti, verdure e cereali contengono prebiotici.

Aumentare il consumo di grassi sani

Un consumo sufficiente di grassi può essere necessario per una corretta digestione. I grassi soddisfano dopo un pasto e sono spesso necessari per un corretto assorbimento dei nutrienti.

Gli omega 3 sono anche noti, per la capacità di abbassare il rischio di sviluppare malattie infiammatorie intestinali come la colite ulcerosa.

Semi di lino, semi di chia, noci (soprattutto noci) e pesci grassi come salmone, sgombro e sardine sono ricchi di benefici, per la presenza di acidi grassi omega-3.

Mantenere una corretta idratazione

Il consumo inadeguato di liquidi è una causa frequente di stitichezza.

Gli esperti raccomandano di bere 1,5-2 litri di liquidi al giorno per evitare la stitichezza. Vivendo in un clima caldo o impegnandosi in un esercizio duro, si può avere bisogno di più.

In supporto all'acqua, tisane e altre bevande non contenenti caffeina come l'acqua di seltz possono aiutare a soddisfare il fabbisogno di liquidi.

Un altro modo per soddisfare il tuo fabbisogno di liquidi è consumare frutta e verdura ad alta densità d'acqua, come meloni, fragole, pompelmo, cetrioli, zucchine, sedano, pomodori e pesche.

Controlla il tuo stress

Lo stress può danneggiare il tuo sistema digestivo. È stato collegato a ulcere allo stomaco, diarrea, costipazione e sindrome dell'intestino irritabile. Gli ormoni dello stress hanno un impatto cruciale sulla digestione. Quando sei in modalità lotta o fuga, il tuo corpo crede che non ci sia tempo per il riposo o la digestione. Lo stress fa sì che il sangue e l'energia vengano deviati dal sistema digestivo.

Inoltre, l'intestino e il cervello sono legati - tutto ciò che colpisce il cervello può influenzare anche la digestione.

I sintomi della sindrome dell'intestino irritabile migliorano con la gestione dello stress, la meditazione e il training di rilassamento. Inoltre, la terapia cognitiva comportamentale, l'agopuntura e lo yoga hanno dimostrato di migliorare i sintomi digestivi.

Di conseguenza, incorporare tecniche di gestione dello stress come la respirazione profonda del ventre, la meditazione o lo yoga può essere trasformato a proprio vantaggio sia per la salute mentale che fisica.

Consumare consapevolmente

Se non si presta attenzione, è facile mangiare troppo e troppo in fretta, il che può provocare gonfiore, gas e indigestione.

La pratica del mindful eating implica prestare attenzione a tutti gli aspetti del cibo e del processo alimentare.

La pratica del mindful eating implica prestare attenzione a tutti gli aspetti del cibo e del processo alimentare.

La mindfulness può aiutare le persone con colite ulcerosa e sindrome dell'intestino irritabile (IBS) a gestire i loro sintomi digestivi.

Per consumare il cibo in modo consapevole:

Consumare lentamente.

- Dedicate la vostra attenzione al cibo spegnendo la televisione e mettendo via il telefono.
- Prendi nota dell'aspetto e dell'odore del cibo nel tuo piatto.
- Scegliete ogni boccone di cibo consapevolmente.

- Concentrati sulla consistenza, la temperatura e il sapore del suo cibo,e il sapore.

Mastica il tuo cibo

Il processo digestivo inizia in bocca. I tuoi denti rompono un pasto in pezzi più piccoli, permettendo agli enzimi del tuo apparato digerente di scomporlo più efficacemente.

Una masticazione inadeguata è stata associata a un ridotto assorbimento dei nutrienti.

Quando si mastica a fondo il cibo, lo stomaco fa meno fatica a convertire il cibo solido nella miscela liquida che entra nell'intestino tenue.

La saliva viene prodotta quando si mastica, e più a lungo si mastica, più saliva viene prodotta. La saliva aiuta a scomporre alcuni dei carboidrati e dei grassi del pasto, il che aiuta ad avviare il processo digestivo della bocca.

La saliva agisce come un fluido nello stomaco, mescolandosi con il cibo solido per garantire che passi facilmente nell'intestino.

Masticando a fondo il tuo pasto, ti assicuri di avere un adeguato apporto di saliva per la digestione. Può aiutare a prevenire sintomi come bruciore di stomaco e indigestione.

Inoltre, è stato dimostrato che masticare riduce lo stress, il che può aiutare la digestione.

Mettiti in movimento

L'esercizio fisico regolare è uno dei modi più efficaci per migliorare la digestione.

L'esercizio aiuta il passaggio del cibo attraverso il sistema digestivo. Di conseguenza, fare una camminare dopo un pasto può aiutare il tuo corpo a digerire meglio.

Uno studio ha scoperto che l'esercizio moderato, come il ciclismo e il jogging, ha aumentato il tempo di transito intestinale di quasi il 30% negli individui sani.

Un altro studio ha scoperto che un regime di esercizio quotidiano di 30 minuti di camminata ha migliorato significativamente i sintomi nelle persone con costipazione cronica.

Inoltre, gli studi indicano che l'esercizio può aiutare ad alleviare i sintomi delle malattie infiammatorie intestinali attraverso i suoi effetti antinfiammatori, che includono una diminuzione dei composti infiammatori nel corpo.

Fai un respiro profondo e ascolta il tuo corpo

Quando sventoli i tuoi segnali di fame e pienezza, è facile mangiare troppo, con conseguente gas, gonfiore e indigestione.

È opinione diffusa che il tuo cervello impieghi 20 minuti per registrare che il tuo stomaco è pieno.

Anche se non tutti i dati scientifici supportano questa affermazione, ci vuole tempo per far raggiungere gli ormoni rilasciati dallo stomaco al cervello in risposta alla dieta.

Quindi, mangiare lentamente e prestare attenzione a quando si è pieni è un modo per evitare problemi digestivi comuni.

Inoltre, il mangiare emotivo ha un effetto dannoso sulla digestione. Secondo uno studio, gli individui che hanno mangiato mentre erano ansiosi hanno sperimentato un aumento dei livelli di indigestione e gonfiore. Concedersi del tempo per rilassarsi prima di un pasto può aiutare ad alleviare i sintomi digestivi.

Eliminare le cattive abitudini

Sei consapevole che abitudini malsane come il fumo, il consumo eccessivo di alcol e il mangiare a tarda notte sono dannosi per la tua salute generale.

In effetti, possono anche essere responsabili di diversi problemi digestivi comuni.

Fumo

Il rischio di sviluppare il reflusso acido è quasi raddoppiato quando una persona fuma.

Inoltre, gli studi hanno dimostrato che la cessazione del fumo allevia questi sintomi.

Questa malsana abitudine è stata collegata alle ulcere dello stomaco, all'aumento delle procedure chirurgiche nei pazienti con colite ulcerosa e ai tumori gastrointestinali.

Se hai problemi digestivi e fumi sigarette, considera la possibilità di smettere.

Alcol

L'alcol può indurre lo stomaco a produrre più acido, con conseguente bruciore di stomaco, reflusso acido e ulcere allo stomaco.

Il consumo eccessivo di alcol è stato associato a emorragie gastrointestinali. Inoltre, l'alcol è stato collegato a malattie infiammatorie intestinali, alla sindrome dell'intestino che perde e a cambiamenti dannosi nei batteri intestinali.

Riduci il tuo consumo di alcol per aiutare la digestione.

Consumo di cibo durante la notte.

Consumare cibo a tarda notte e poi dormire può provocare bruciori di stomaco e indigestione.

Il tuo corpo ha bisogno di tempo per digerire e la gravità aiuta a spostare il cibo che mangi nella giusta direzione.

Inoltre, quando ci si sdraia, il contenuto dello stomaco può salire in superficie, causando bruciori di stomaco. Dopo aver mangiato, stare sdraiati è fortemente correlato a un aumento dei sintomi del reflusso. Se avete problemi digestivi di notte, aspettate tre o quattro ore dopo aver mangiato per permettere al cibo di passare dallo stomaco all'intestino tenue.

Integrare sostanze nutritive che sostengono l'intestino.

Alcune sostanze nutritive possono aiutare il mantenimento dell'apparato digerente.

Probiotici

I probiotici sono batteri benefici che, se assunti come integratori, possono aiutare a migliorare la salute dell'apparato digerente.

Questi batteri benefici aiutano la digestione degradando le fibre indigeste che possono provocare gas e gonfiore.

Gli studi hanno dimostrato che i probiotici migliorano i sintomi di gonfiore, gas e dolore nelle persone con la sindrome dell'intestino irritabile (IBS). Inoltre, possono alleviare i sintomi di stitichezza e diarrea.

I probiotici si trovano nei cibi fermentati come i crauti, il kimchi, il miso e le colture vive e attive nello yogurt.

Inoltre, sono disponibili in forma di capsule. Un buon integratore probiotico multi ceppo conterrà ceppi di Lactobacillus e Bifidobacterium.

Glutammina

Un aminoacido che aiuta la salute dell'intestino è la glutammina. È stato dimostrato che diminuisce la permeabilità intestinale (leaky gut) nei pazienti critici (46Trusted Source). Consumate alimenti come tacchino, soia, uova e mandorle per aumentare i vostri livelli di glutammina.

La glutammina può anche essere assunta come integratore, ma consulta prima il tuo medico per assicurarti che questa sia una strategia di trattamento adatta a te.

Zinco

Lo zinco è un minerale fondamentale per mantenere l'intestino sano, e una carenza può provocare vari disturbi gastrointestinali.

È stato dimostrato che l'integrazione di zinco è benefica nel trattamento della diarrea, della colite, dell'intestino che perde e di altri problemi digestivi.

La dose giornaliera raccomandata di zinco (RDI) per le donne è di 8 mg e per gli uomini è di 11 mg. Crostacei, manzo e semi di girasole sono tutti ricchi di zinco.

INFORMAZIONI SU COME FARE IL MASSAGGIO ADDOMINALE

Il massaggio addominale, noto anche come massaggio allo stomaco, è un trattamento delicato e non invasivo che può rilassare e guarire.

È usato per curare una vasta gamma di problemi di salute, in particolare quelli che coinvolgono lo stomaco, come gonfiore, costipazione e problemi di digestione.

Puoi fare il massaggio addominale da solo o fissare un appuntamento con un massaggiatore. Dopo solo cinque (5) o dieci (10) minuti di massaggio al giorno, si possono notare i benefici . Se sei incinta o non sei in buona salute, consulta il tuo medico prima di fare un massaggio addominale.

Come auto-massaggiarsi l'addome per il gonfiore e la stitichezza

Il massaggio addominale è disponibile in una varietà di forme. Se si ammette l'uso domestico, crediamo che chiunque esegua queste tecniche a casa debba avere una conoscenza approfondita delle regioni anatomiche. È anche fondamentale riconoscere se si soffre di un tipo di costipazione o di gonfiore per effettuare il massaggio più appropriato.

Prima di cercare come fare l'automassaggio addominale, è sempre una buona idea chiedere consiglio al proprio medico di fiducia.

Mentre ci sono molti tipi diversi di massaggio addominale, noi preferiamo usare tecniche basate su solidi principi anatomici e strutture all'interno della cavità addominale. Come per la maggior parte delle tecniche di massaggio addominale, ci sono alcune cose da tenere a mente che potrebbero influenzare il successo o l'insuccesso del massaggio.

Se sai di avere una delle seguenti condizioni, dovresti evitare il massaggio auto-addominale perché potrebbe danneggiare la tua salute. Alcune delle condizioni elencate qui sono ragioni assolute per cui non dovresti fare l'auto massaggio addominale, mentre altre sono ragioni per cui dovresti chiedere un parere medico prima del massaggio auto-addominale.

Controindicazioni, precauzioni e modifiche del massaggio auto-addominale

A volte, l'automassaggio addominale può essere inappropriato o addirittura controindicato, e tutte le tecniche possono richiedere una modifica. Si suggerisce di andare dal vostro medico, se avete qualche preoccupazione riguardo a una di queste possibili condizioni.

- Nell'immediato dopo un intervento chirurgico addominale
- In presenza di un'infezione attiva o un cancro nell'area pelvica durante la chemioterapia Infezioni attive e acute
- Aneurisma addominale
- Diastasi del retto femorale
- Malattia diverticolare infiammata
- Blocco o sospetto di blocco della regione dello stomaco
- Possibile appendicite
- La presenza di uno IUD (dispositivo intrauterino per la contraccezione)
- Necessario in caso di prolasso uterino (da rimuovere prima della seduta)

- Qualsiasi problema di salute grave che vi preoccupa

La tecnica ottimale per l'istruzione del massaggio auto-addominale

La tecnica qui descritta per l'auto massaggio addominale è una tecnica semplice per ridurre il proprio gonfiore e sentirsi un po' più leggeri e liberi nel proprio stomaco e nel sistema digestivo.

Ci si appoggia sulla schiena mentre le ginocchia sono piegate e un cuscino o un asciugamano arrotolato sotto le ginocchia, se possibile. Questo serve principalmente a garantire che i muscoli della zona dello stomaco siano rilassati e meno resistenti alle tecniche di massaggio. La posizione renderà molto più facile muovere il proprio sistema digestivo e permetterà un movimento più fluido durante l'auto massaggio addominale. È fondamentale perché la tecnica sia efficace, dato che l'apparato digerente funziona in un modo altamente ritmico conosciuto come peristalsi. Permette di lavorare con, piuttosto che contro, il sistema digestivo, incoraggiando così il ritorno della funzione normale. Inoltre, si può scegliere di lavorare attraverso i vestiti, perché questo può essere più conveniente nei momenti in cui il contatto diretto con la pelle e la parete addominale non è possibile. Alzando leggermente la testa, si può anche aiutare a rilassare la parete addominale anteriore e la regione superiore del torace, che possono influenzare il risultato della tecnica.

Per replicare il flusso nel proprio sistema digestivo, la direzione del movimento delle mani deve essere in senso orario (una volta che lo stomaco è stato liberato lavorando leggermente nella direzione opposta (in senso antiorario), questo aiuta a sbloccare lo stomaco prima di lavorare in senso orario). La regione dell'intestino crasso è la più facile da lavorare. Migliorando il flusso della digestione attraverso l'intestino crasso, si può migliorare significativamente il gonfiore e i sintomi del dolore digestivo. Influisce indirettamente sullo stomaco e sull'intestino tenue perché riduce l'arretrato nell'intestino crasso, migliorando così il tempo complessivo di transito nell'intestino tenue e crasso.

Alcuni punti di riferimento critici da ricordare quando si impara ad auto-massaggiare l'addome

Prima di studiare come fare l'automassaggio addominale ed eseguire l'automassaggio addominale, è necessario capire alcuni punti di riferimento della regione del basso ventre. Questo vi aiuterà a determinare da dove iniziare, finire i trattamenti e la direzione in cui muoversi intorno allo stomaco. In generale, la profondità di pressione è tra 1 e 2 cm.

Permette di applicare una pressione sufficiente allo stomaco/colon per stimolare il sistema digestivo a cominciare a muoversi. In generale, applicare una pressione maggiore di questa può provocare dolore o disagio addominale. Se sperimentate qualsiasi dolore o disagio, fermatevi e consultate uno specialista di massaggio addominale per assistenza o consigli per ottenere una conoscenza approfondita di qualsiasi condizione riguardante i pro e i contro .

Se dividete la regione addominale in nove caselle uguali, potete visualizzare le principali regioni dello stomaco e, soprattutto, la zona in cui lavorerete. Queste caselle sono spesso indicate come nove quadranti, ognuno dei quali contiene organi specifici di cui dovreste essere consapevoli se eseguite questa tecnica di massaggio auto-addominale senza guida.

Altri quadranti sono definiti dalle costole inferiori e dalla regione del diaframma quando si guarda lo stomaco.

Questi tre quadranti contengono gli organi responsabili delle prime fasi della digestione e del sistema immunitario. Il quadrante superiore destro contiene la milza e la flessione splenica del colon discendente; bisogna prestare attenzione in questa regione se è presente qualche disagio o gonfiore, perché può indicare una patologia sottostante. Il fegato, la cistifellea e la flessura epatica del colon ascendente si trovano nel quadrante superiore sinistro. Questi sono punti di riferimento critici per l'automassaggio addominale. Il colon trasverso, la porzione di stomaco del fegato, il duodeno e l'esofago si trovano nel quadrante centrale sopra la zona ombelicale ma sotto le costole. È particolarmente dolce perché può essere associato all'ernia iatale scorrevole o rotolante e può manifestarsi come gonfiore o fastidio digestivo.

Inoltre, questa regione può essere colpita da ulcere duodenali o gastriche, gastrite, o altre condizioni che riguardano lo stomaco, l'esofago, il duodeno, e occasionalmente il fegato. Questi quadranti superiori si riferiscono anatomicamente alle regioni adiacenti. La regione epigastrica è il quadrante centrale. Di conseguenza, i quadranti destro e sinistro sono spesso indicati come regioni ipocondriaca sinistra e destra, rispettivamente.

Scendendo nei tre quadranti successivi, il contenuto diventa più condensato, rendendo più facile scoprire quali organi possono essere coinvolti e se c'è dolore in queste aree. Le regioni lombare sinistra, ombelicale e lombare destra sono designate da sinistra a destra. Il colon discendente si trova nella regione lombare sinistra, la regione ombelicale contiene principalmente l'intestino tenue, e il colon ascendente si trova nella regione lombare destra.

Le regioni iliaca sinistra e destra, che si trovano sotto le regioni lombare sinistra e destra, contengono organi digestivi. I quadranti centrali definiscono la regione ipogastrica nella parte inferiore dello stomaco. Questa regione può contenere piccoli intestini, ma principalmente comincia a contenere più organi pelvici. Nelle donne, la parte superiore dell'utero può occasionalmente essere palpabile qui, così come una vescica distesa.

I benefici del massaggio addominale

Secondo l'American Massage Therapy Association (AMTA), la terapia di massaggio può beneficiare il benessere fisico, mentale e sociale di una persona. Si ritiene che giovi alla salute e al benessere generale. Può ottenere ulteriori benefici attraverso il massaggio addominale.

Alleviare la stitichezza

Il massaggio dell'addome può aiutare a rilassare i muscoli dello stomaco. Questo, a sua volta, aiuta la digestione e allevia la stitichezza.

Un piccolo studio ha esaminato gli effetti del massaggio addominale sulla costipazione post-operatoria. I ricercatori hanno scoperto che le persone che hanno ricevuto il massaggio addominale - rispetto a un gruppo di controllo che non ha ricevuto il massaggio - avevano le seguenti caratteristiche:

- Alleviamento dei sintomi della stitichezza
- Aumento della frequenza dei movimenti intestinali Intervalli più brevi tra i movimenti

- movimenti intestinali
- Miglioramento della digestione
- effetto del massaggio addominale sui problemi digestivi delle persone che avevano un tubo endotracheale.

Gli individui che hanno ricevuto un massaggio addominale di 15 minuti due volte al giorno per tre giorni hanno migliorato i loro sintomi significativamente di più rispetto a quelli che non hanno ricevuto alcun trattamento. Inoltre, il gruppo del massaggio aveva meno liquido nello stomaco e ha ridotto significativamente la circonferenza addominale e la costipazione.

Sono necessarie ulteriori ricerche, sia in ambienti ospedalieri che tra individui non ospedalizzati.

Ridurre il gonfiore

Trovato il massaggio addominale più idoneo per trattare diversi sintomi associati all'accumulo di liquidi in eccesso nella cavità addominale (comune nei pazienti con cancro).

In questo studio, i partecipanti che hanno ricevuto un massaggio addominale di 15 minuti due volte al giorno per tre giorni hanno riferito di sperimentare meno gonfiore addominale. Anche la depressione, l'ansia e il benessere generale sono migliorati.

Il massaggio all'addome non ha influenzato gli altri sintomi, tra cui il dolore, la nausea e la fatica.

Ulteriori benefici

Oltre ai benefici elencati in precedenza, il massaggio addominale può:

- Aiutare nella perdita di peso
- Promuovere il rilassamento
- I muscoli addominali sono tonificati e
- rafforzati
- aiutare il rilascio di tensioni fisiche ed emotive
- tensione
- alleviare gli spasmi dei muscoli
- aumento del flusso di sangue all'addome
- benefico per gli organi addominali

CONSIGLI E PIANO ALIMENTARE PER I DIPENDENTI A TEMPO PIENO

Siete al lavoro e non avete tempo di preparare un piano alimentare per migliorare il vostro stato di salute ?

Hai fame e vorresti fare uno spuntino ma non sai cosa è meglio per te o forse sei stato così assorbito da un progetto che ti sei reso conto di non aver mangiato nulla per tutto il giorno.

Forse la mentalità del "mangio solo una manciata di patatine mentre lavoro" si è evoluta nel mangiare accidentalmente l'intero sacchetto.

Mantenere una dieta sana non può essere facile quando si è impegnati tutto il giorno. Tuttavia, questi personaggi possono devastare il tuo girovita, sabotare i tuoi sforzi di perdita di peso e mettere un freno alla tua produttività.

Stabilire un programma per gli spuntini e i pasti.

Proprio come programmate e pianificate il resto della vostra giornata (sveglia, allenamento, doccia), bisogna programmare e pianificate quando e quanto mangerete durante il giorno. Se sai che preferisci pranzare verso mezzogiorno, programma di conseguenza. E se vi piace uno spuntino nel tardo pomeriggio, programmate anche quello. Considera il cibo nello stesso modo in cui lo faresti in ufficio. Non potete disperdere le vostre energie.

Assicurati di consumare il cibo.

Una volta che si è in piedi e si lavora, può essere difficile fare una pausa per mangiare. Tuttavia, è fondamentale riconoscere i tuoi segnali di fame e capire che non mangiare può compromettere la tua vigilanza e produttività. Inoltre, mangiare nel corso della giornata può evitare di diventare un enorme pasticcio di fame quando arrivano le 5 del pomeriggio. Imposta la sveglia sul tuo telefono, se possibile, per ricordarti di alzarti e mangiare qualcosa.

Preparate i vostri pranzi in anticipo. Avere la libertà di preparare qualsiasi cosa si voglia per il pranzo è un'esperienza liberatoria (ed è un enorme vantaggio non dover fare la fila per il microonde del lavoro). Tuttavia, per alcuni, la libertà è eccessiva, in particolare quando si tratta di pranzi nei giorni feriali. Se possibile, preparate i vostri pranzi in anticipo, proprio come

come faresti nei giorni in cui ti presenti fisicamente al lavoro. Inoltre non deve essere niente di stravagante. Un sacchetto di lattuga, verdure grigliate, pollo alla griglia e noci è un metodo semplice di preparazione del pasto che elimina ogni dubbio. O forse avete deciso di fare una frittata vegetariana per pranzo ogni giorno. Preparate le verdure in anticipo per accertare un pranzo veloce e sano.

Concentratevi sul cibo vero.

Siamo più produttivi quando mangiamo una dieta equilibrata e nutriente. Ci mantiene sazi più a lungo e favorisce la concentrazione. Riconosci che ciò che mangi influisce sul tuo umore e sul tuo livello di energia. Considera questo la prossima volta che hai fame e sei tentato di prendere una manciata di cioccolato nella dispensa. Proteine, fibre, grassi sani, frutta e verdura dovrebbero avere la priorità. Preparare un menu in anticipo vi aiuterà ad evitare di fare uno spuntino con ciò che sembra più gustoso e veloce al momento.

Bere molta acqua.

La disidratazione può provocare mal di testa e stanchezza, entrambi dannosi per la produttività. Analogamente a come si riempie una bottiglia d'acqua al lavoro per tenerla sulla scrivania, tieni l'acqua vicino alla tua postazione di lavoro a casa. Se hai l'acqua a portata di mano, è più probabile che tu la beva, il che ti aiuterà a raggiungere il tuo obiettivo giornaliero di almeno 64 once. (E PER FAVORE evitate bibite e succhi di frutta zuccherati, che possono provocare un crollo più tardi).

Evitare l'eccesso di caffeina.

Anche se avere tazze illimitate di caffè può sembrare una grande idea, bisogna fare attenzione quando si tratta di caffeina. Troppa è nota per farvi avere mal di testa, ansia, problemi digestivi e anche affaticamento - nessuno dei quali è desiderabile in qualsiasi circostanza, ma soprattutto non quando si cerca di lavorare. Limitati a due tazze di caffè al giorno per evitare la sensazione di nervosismo, e stai lontano da creme aromatizzate e altri additivi ipercalorici!

Evitare l'acquisto di cibo spazzatura.

Non rifornire il tuo frigorifero o la tua dispensa come un distributore automatico. Può portare a mangiare solo per il gusto di mangiare! Tenete il cibo spazzatura il più lontano possibile da casa vostra, soprattutto i cibi che sapete che vi faranno abbuffare. Si dice che ciò che è fuori dalla vista è fuori dalla mente.

Quando mangiate, mangiate semplicemente.

Ora che i tuoi colleghi non ci sono più, potresti essere tentato di lavorare durante la pausa pranzo. Tuttavia, astenetevi dal farlo! Mangiare distrattamente può portare a mangiare troppo e a una diminuzione della sazietà (soddisfazione e pienezza) dopo il pasto. Meglio ancora, prenditi una pausa dal lavoro, siediti a un tavolo e goditi il tuo pranzo per qualche minuto. Si godrà di più il pasto e potrebbe anche aiutarti a sentirti più preparato per il resto della giornata di lavoro.

Prima di mangiare, dividere in porzioni gli spuntini e i pasti.

Non consumare fuori dal sacchetto o dal contenitore originale perché è molto più difficile tenere traccia delle dimensioni delle porzioni. Fate riferimento alle dimensioni delle porzioni indicate sul contenitore se avete bisogno di maggiori informazioni. Considera il metodo del piatto sano per i pasti: Metà di un piatto da 9 pollici dovrebbe essere composto da verdure non amidacee, un quarto dovrebbe essere composto da proteine magre (pollame, frutti di mare, fagioli, uova, tofu, ricotta o yogurt greco), e un quarto dovrebbe essere composto da un carboidrato ad alto contenuto di fibre (frutta, cereali integrali o verdure amidacee).

PRINCIPALI BENEFICI PER LA SALUTE CON LA DIETA MAYR

Mangiare sano, comporta anche la sostituzione di cibi più nutrienti con quelli che contengono grassi trans, sale aggiunto e zucchero.

Consumare cibi nutrienti ha diversi benefici per la salute, tra cui il rafforzamento delle ossa, la protezione del cuore, la prevenzione delle malattie e il miglioramento dell'umore.

I benefici sono molteplici.

1. Salute del cuore

Secondo i Centers for Disease Control and Prevention (CDC), le malattie cardiache sono la principale causa di morte per gli adulti negli Stati Uniti.

Gli adulti possono essere soggetti a qualche forma di malattia cardiovascolare.

L'ipertensione, o pressione alta, è una preoccupazione crescente. La condizione è associata a un aumento del rischio di infarto, insufficienza cardiaca e ictus.

Secondo alcune fonti, i cambiamenti nello stile di vita, come una maggiore attività fisica e un'alimentazione sana, possono prevenire fino all'80% delle diagnosi premature di malattie cardiache e ictus.

Il consumo di alcuni alimenti può aiutare le persone ad abbassare la pressione sanguigna e a mantenere un cuore sano.

Il programma proposto dalla dieta Mayr fa le seguenti raccomandazioni:

Consumare una quantità sufficiente di verdura, frutta e cereali integrali

Scegliere latticini a basso contenuto di grassi o senza grassi, pesce, pollame, fagioli, noci e oli vegetali

Limitare il consumo di grassi saturi e trans, che includono carni grasse e latticini pieni.

Limitare le bevande e gli alimenti zuccherati
Limitare l'assunzione di sodio a meno di 2.300 milligrammi al giorno - idealmente, 1.500 milligrammi al giorno - e aumentando il consumo di potassio,

Gli alimenti ricchi di fibre sono anche fondamentali per la salute del cuore. Il contenuto di fibre della dieta Mayr contribuisce a migliorare i livelli di colesterolo nel sangue e riduce il rischio di malattie cardiache, ictus, obesità e diabete di tipo 2.

I grassi trans sono stati a lungo associati a malattie legate al cuore come la malattia coronarica.

Anche la restrizione di certi tipi di grassi può giovare alla salute del cuore. Eliminare i grassi trans, per esempio, abbassa i livelli di colesterolo delle lipoproteine a bassa densità. Questo tipo di colesterolo contribuisce all'accumulo di placche nelle arterie, aumentando il rischio di infarto e ictus.

Anche il controllo della pressione sanguigna può giovare alla salute del cuore. Questo può essere ottenuto limitando l'assunzione giornaliera di sale a non più di 1.500 milligrammi.

Molti cibi elaborati e veloci contengono sale, e chiunque voglia abbassare la propria pressione sanguigna dovrebbe evitare questi prodotti.

2. Miglioramento della salute dell'intestino

Il colon è ricco di batteri naturali che sono fondamentali per il metabolismo e la digestione.

Inoltre, alcuni ceppi di batteri producono vitamine K e B, che sono benefiche per il colon. Inoltre, questi ceppi aiutano nella lotta contro i batteri e i virus patogeni.

Una dieta a basso contenuto di fibre, zuccheri e grassi altera il microbioma intestinale, con conseguente aumento dell'infiammazione nella zona.

Una dieta ricca di verdure, frutta, legumi e cereali integrali, invece, fornisce una combinazione di prebiotici e probiotici che promuovono la crescita di batteri benefici nel colon.

I probiotici sono abbondanti in questi alimenti fermentati: Yogurt

Kimchi

Crauti Miso

Kefir

La fibra è un prebiotico facilmente disponibile che si trova in grandi quantità in legumi, cereali, frutta e verdura. Inoltre, incoraggia movimenti intestinali regolari, il che può aiutare nella prevenzione del cancro intestinale e della diverticolite.

3. Perdita di peso

Mantenere un peso sano può aiutare a ridurre il rischio di sviluppare problemi di salute cronici. L'obesità e il sovrappeso sono fattori di rischio per una varietà di malattie, tra cui:

Malattie cardiovascolari Diabete di tipo 2

Densità ossea insufficiente Alcuni tipi di cancro

Numerosi alimenti salutari, come le verdure, la frutta e i fagioli, contengono meno calorie della maggior parte degli alimenti trasformati.

Il fabbisogno calorico di una persona può essere determinato utilizzando le linee guida dietetiche.

Mantenere una dieta sana priva di alimenti trasformati può aiutare un individuo a rimanere entro il proprio limite calorico giornaliero senza monitorare attivamente l'assunzione.

La fibra alimentare è fondamentale per la gestione del peso. Gli alimenti a base vegetale sono ricchi di fibre alimentari, che aiutano a regolare la fame mantenendo le persone soddisfatte per periodi più lunghi.

La dieta Mayr, che è ricca di fibre e proteine magre, ha portato alla perdita di peso senza richiedere una restrizione calorica.

COME SBARAZZARSI DEL REFLUSSO ACIDO

Se hai mai sofferto di bruciore di stomaco, hai familiarità con la sensazione fastidiosa che si prova: un leggero singhiozzo si accompagna a una sensazione di bruciore nel petto e nella gola.

Può essere innescato dai cibi che consumate, in particolare quelli piccanti, grassi o acidi. In alternativa, potresti soffrire della malattia da reflusso gastroesofageo (GERD), una condizione cronica con numerose cause possibili. Il bruciore di stomaco, indipendentemente dalla causa, è sgradevole e scomodo. Il reflusso acido e il bruciore di stomaco colpiscono milioni di persone.

I farmaci commerciali, come l'omeprazolo, sono il trattamento più utilizzato. Tuttavia, anche i cambiamenti nello stile di vita possono essere utili.

Semplicemente modificando le tue abitudini alimentari o la tua posizione per dormire puoi ridurre significativamente il bruciore di stomaco e i sintomi del reflusso acido, migliorando così la qualità della tua vita.

Il reflusso acido si verifica quando gli acidi dello stomaco vengono spinti verso l'alto nell'esofago, il tubo che collega la bocca allo stomaco.

Alcuni tipi di reflusso sono del tutto normali e innocui, in genere non causano sintomi. Tuttavia, se questo si verifica abbastanza frequentemente, brucia l'interno dell'esofago.

Negli Stati Uniti, si stima che il 14-20% di tutti gli adulti soffra di qualche forma di reflusso.

Il sintomo più comune del reflusso acido è il bruciore di stomaco, caratterizzato da una sensazione dolorosa e bruciante nel petto o nella gola.
Circa il 7% degli americani, secondo i ricercatori, soffre di bruciore di stomaco quotidianamente.

Tra coloro che provano regolarmente bruciore di stomaco, tra il 20% e il 40% viene diagnosticata la malattia da reflusso gastroesofageo (GERD), la forma più grave di reflusso acido. La GERD è il disturbo digestivo più frequente.

Inoltre, il reflusso è spesso accompagnato da un sapore acido nella parte posteriore della bocca e da difficoltà di deglutizione. Altri sintomi includono tosse, asma, erosione dei denti e infiammazione del seno. Pertanto, i seguenti sono alcuni metodi per trattare il reflusso acido e il bruciore di stomaco:

1) Abiti larghi
2) Postura eretta
3) Erigere la parte superiore del corpo
4) Mescolare bicarbonato di sodio e acqua contemporaneamente
5) Provare lo zenzero
6) Integrare la liquirizia
7) Ingestione di aceto di sidro di mele
8) Gomme da masticare per aiutare la diluizione dell'acido
9) Evitare il fumo di sigaretta
10) Sperimentare con farmaci da banco

Allentare i vestiti

Il bruciore di stomaco si verifica quando il contenuto dello stomaco sale nell'esofago, dove gli acidi dello stomaco possono bruciare il tessuto.

In alcuni casi, si può sperimentare il bruciore di stomaco come risultato di vestiti stretti che comprimono lo stomaco. Se questo è il caso, la prima cosa da fare è slacciare la cintura - o i pantaloni, il vestito, o qualsiasi altra cosa vi stia comprimendo.

Postura eretta

Inoltre, la tua postura può contribuire al bruciore di stomaco. Supponiamo che tu sia seduto o sdraiato; prova a stare in piedi. Se sei già in piedi, cerca di mantenere una postura più eretta.

Mantenere una postura eretta allevia la pressione sullo sfintere esofageo inferiore (LES). Il LES è un anello muscolare che aiuta a prevenire la risalita dei succhi gastrici nell'esofago.

Raddrizzare la parte superiore del corpo

Sdraiarsi può aggravare il bruciore di stomaco. Quando è ora di dormire, alza la parte superiore del corpo regolando la tua superficie di riposo.

Secondo la Mayo Clinic, sollevare semplicemente la testa con cuscini aggiuntivi è spesso insufficiente. Piuttosto, l'obiettivo dovrebbe essere quello di elevare il tuo corpo dalla vita in su.

Se hai un letto regolabile, regolalo ad un angolo confortevole. Se il tuo letto non è regolabile, puoi usare un cuscino a cuneo per modificare l'angolo della tua superficie di riposo.

Mescolare bicarbonato di sodio e acqua contemporaneamente.

Senza saperlo, potresti già avere un rimedio per il bruciore di stomaco a portata di mano nella tua cucina. Neutralizzando gli acidi dello stomaco, il bicarbonato di sodio può aiutare ad alleviare alcuni episodi di bruciore di stomaco.

Questo può essere realizzato sciogliendo un cucchiaino di bicarbonato di sodio in un bicchiere d'acqua e bevendolo lentamente. In effetti, dovresti consumare tutti i liquidi lentamente se hai bruciori di stomaco.

Pravate lo zenzero

Per molti anni, lo zenzero è stato usato come rimedio popolare per il bruciore di stomaco. Poiché lo zenzero può aiutare contro la nausea, alcuni credono che valga la pena provare anche per il bruciore di stomaco.

Considera di incorporare la radice di zenzero grattugiata o a cubetti nel tuo piatto preferito, nella zuppa o in altre ricette. Per fare il tè allo zenzero, la radice di zenzero essiccata o le bustine di tè allo zenzero, mettete in infusione la radice di zenzero cruda in acqua calda.

Tuttavia, è probabilmente meglio evitare il ginger ale. Le bevande gassate sono una causa comune di bruciore di stomaco, e la maggior parte delle marche di ginger ale contengono aromi artificiali.

Integrare con la liquirizia

La radice di liquirizia è un altro rimedio tradizionale per il bruciore di stomaco. Si crede che possa aiutare ad aumentare il rivestimento mucoso del rivestimento esofageo, proteggendolo così dai danni degli acidi dello stomaco.

DGL è un integratore che contiene liquirizia che è stata lavorata per rimuovere la maggior parte della glicirrizia, un composto che può causare effetti collaterali negativi.

Il consumo di una quantità eccessiva di liquirizia o DGL può provocare un aumento della pressione sanguigna, una diminuzione dei livelli di potassio e un'interazione con alcuni farmaci.

Consultate il vostro medico prima di prendere integratori di liquirizia o DGL.

Consultate il vostro medico prima di prendere integratori di liquirizia o DGL.

Ingestione di aceto di sidro di mele

Alcune persone usano l'aceto di sidro di mele come rimedio casalingo per il bruciore di stomaco per agire come tampone per gli acidi dello stomaco.

Secondo un ricercatore, bere aceto di sidro di mele diluito dopo un pasto può aiutare alcune persone con bruciore di stomaco. Questi effetti non sono stati statisticamente significativi, indicando che sono necessarie ulteriori ricerche.

Se scegliete di provare questo rimedio, diluite l'aceto di sidro di mele con acqua e bevetelo subito dopo aver mangiato.

Gomma da masticare per aiutare la diluizione dell'acido

Anche masticare una gomma per 30 minuti dopo i pasti può aiutare ad alleviare il bruciore di stomaco.

La gomma da masticare stimola la creazione di saliva e la capacità di deglutire. Può aiutare a diluire e liberare l'acido dello stomaco dall'esofago.

Evitare il fumo di sigaretta

Probabilmente sei consapevole che il fumo è dannoso per la tua salute. Tuttavia, sapevi che il fumo può aggravare il bruciore di stomaco? Se sei un fumatore e provi bruciore di stomaco, evita di fumare.

Anche se fumare può essere una strategia di reazione quando ti senti a disagio, non allevierà la sensazione di bruciore.

Sperimentare con i farmaci da banco

Ci sono numerosi farmaci da banco (OTC) disponibili per trattare il bruciore di stomaco. Questi farmaci sono classificati in tre categorie:

antiacidi
antagonisti dei recettori H2
inibitori della pompa protonica (PPI)

I PPI e i bloccanti H2 diminuiscono la quantità di acido secreto dallo stomaco, il che può aiutare a prevenire e alleviare i sintomi del bruciore di stomaco. Gli antiacidi agiscono come un tampone per l'acido dello stomaco.

Il riassunto

Quando il bruciore di stomaco colpisce, numerosi farmaci da banco, rimedi casalinghi e modifiche dello stile di vita possono dare sollievo.

Regolare le proprie abitudini quotidiane può anche aiutare a prevenire l'insorgere dei sintomi del bruciore di stomaco. Per esempio, cercate di:

Stare lontano dalle cause comuni del bruciore di stomaco, come i cibi grassi e piccanti

Consumare cibo almeno tre ore prima di andare a letto

Evitare di sdraiarsi subito dopo aver mangiato

Mantenere un peso sano

Consultare il medico se si verificano bruciori di stomaco più di due o tre volte a settimana. In alcuni casi possono prescrivere farmaci o altri trattamenti.

ALIMENTI RACCOMANDATI E NON RACCOMANDATI NELLA DIETA

Una giornata tipica da Dieta Mayr potrebbe iniziare con porridge di quinoa o pane di farro per colazione, zuppa di verdure, pesce, verdure verdi per pranzo, e una cena leggera e facilmente digeribile di pesce, zuppa, e/o verdure cotte per cena. Il metodo è privo di glutine e latticini. Allo stesso modo, gli alimenti pesantemente lavorati e a basso contenuto di grassi non sono salutari.

Il metodo Mayr privilegia i cibi alcalini, che producono un pH più alto quando vengono digeriti. Cibi come frutta, verdura, noci e semi rientrano in questa categoria. Inoltre, sono incoraggiati i grassi sani per il cuore, i cereali senza glutine e la carne magra, il pesce e il pollame.

Le linee guida dietetiche cambiano in risposta ai progressi scientifici, rendendo difficile rimanere aggiornati sulle raccomandazioni attuali e sapere cosa mangiare. Esaminiamo le attuali raccomandazioni dietetiche e spieghiamo come costruire una dieta utilizzando il piano mayr.

La dieta mayr soddisfa tutte le esigenze nutrizionali di un individuo. Gli esseri umani hanno bisogno di un certo numero di calorie e nutrienti per mantenere la loro salute.

Una dieta equilibrata fornisce a un individuo tutti i nutrienti di cui ha bisogno senza superare l'apporto calorico giornaliero raccomandato.

Mangiando una dieta equilibrata, gli individui possono ottenere i nutrienti e le calorie di cui hanno bisogno astenendosi dal cibo spazzatura e dagli alimenti privi di valore nutrizionale. In precedenza, è stata raccomandata una piramide alimentare dal Dipartimento dell'Agricoltura degli Stati Uniti (USDA). Tuttavia, con i progressi della scienza nutrizionale, ora raccomandano di consumare alimenti da ciascuno dei cinque gruppi alimentari e di assemblare un piatto equilibrato.

L'USDA raccomanda che metà del piatto di una persona sia composto da frutta e verdura.

La metà rimanente dovrebbe essere costituita da cereali e proteine. Raccomandano che ogni pasto sia accompagnato da una porzione di latticini a basso contenuto di grassi o da un'altra fonte di nutrienti quotidiani.

I cinque gruppi alimentari

Gli alimenti di questi cinque gruppi sono inclusi in una dieta sana ed equilibrata:

Verdure Frutta
Cereali
Proteine
Latticini
Verdure
Le verdure sono divise in cinque categorie: Verdure in foglia
Verdure rosse o arancioni
Verdure amidacee
Fagioll e piselli (legumi)

Altre verdure, come le melanzane o le zucchine Le persone dovrebbero mangiare una varietà di verdure per ricevere i nutrienti essenziali ed evitare la monotonia della dieta.

Inoltre, l'USDA suggerisce che gli adulti consumino verdure di ciascuna delle cinque categorie almeno una volta alla settimana.

Le verdure possono essere mangiate crude o preparate. È fondamentale notare, però, che riscaldare le verdure riduce il loro contenuto nutrizionale.

Inoltre, alcuni metodi di cottura, come la frittura, potrebbero portare a grassi malsani in un piatto.

Frutta

La dieta Mayr, come qualsiasi altra dieta ben bilanciata, include molta frutta. Tuttavia, i nutrizionisti raccomandano di mangiare frutta intera piuttosto che bere succhi di frutta.

Il succo è carente di nutrienti. Inoltre, a causa dello zucchero aggiuntivo, il processo di produzione aggiunge spesso calorie inutili. Invece dello sciroppo, le persone dovrebbero mangiare frutta fresca o congelata o frutta in scatola in acqua.

Cereali

Ci sono due tipi di cereali: quelli interi e quelli raffinati.

La crusca, il germe e la mandorla sono tutti elementi del chicco che compongono i cereali integrali. Poiché il corpo metabolizza lentamente i cereali integrali, essi hanno un effetto minimo sui livelli di zucchero nel sangue.

Inoltre, i cereali integrali sono più ricchi di fibre e proteine rispetto ai cereali raffinati.

I tre componenti originali non sono presenti nei grani raffinati perché sono stati trattati. Di conseguenza, i grani raffinati sono significativamente più bassi in proteine e fibre, oltre a causare aumenti di zucchero nel sangue.

I cereali erano in fondo alla piramide alimentare approvata dal governo, il che significava che i cereali rappresentavano la maggior parte dell'apporto calorico giornaliero di una persona. Tuttavia, secondo le ultime raccomandazioni, i cereali dovrebbero rappresentare solo un quarto del piatto di una persona.

Almeno la metà dell'apporto calorico giornaliero di una persona dovrebbe provenire da cereali integrali. I cereali integrali che fanno bene includono:

Quinoa
Avena
Riso integrale Orzo
Grano saraceno
Proteine

Secondo le linee guida dietetiche, tutti dovrebbero mangiare regolarmente proteine dense di nutrienti. Basandosi sugli standard attuali, queste proteine dovrebbero rappresentare un quarto del piatto di una persona.

Le proteine che fanno bene includono:

Manzo magro e maiale
Pollo e tacchino
Pesce
Fagioli, piselli e legumi
Latticini

Il calcio si trova nei latticini e nei prodotti di soia arricchiti. Quando possibile, l'USDA raccomanda di mangiare alternative a basso contenuto di grassi.
I latticini e i prodotti di soia a basso contenuto di grassi includono:

Ricotta o ricotta Latte magro
Yogurt
Latte di soia

Le persone intolleranti al lattosio possono scegliere prodotti a basso contenuto di lattosio o senza lattosio o calcio a base di soia e altre fonti nutrizionali.

CONSIGLI UTILI PER LO SHOPPING

Molti di noi possono beneficiare di alcuni promemoria di base su come acquistare saggiamente. Come molti sanno, sviluppare uno shopping compulsivo può essere pericoloso. Per questo motivo voglio condividere con voi i miei 10 migliori consigli per lo shopping.

Spero che siano utili per i vostri acquisti.

Non saltate semplicemente in macchina e guidate fino alla vostra destinazione preferita per lo shopping!

Prendetevi qualche momento per conoscere la lista di tattiche di shopping intelligente.

Studia una lista.

È la mia raccomandazione numero uno per un motivo. Perché se non è pianificato correttamente, molte persone pagano troppo o comprano beni che non desiderano, di cui non hanno bisogno o che non useranno mai. Sono i vostri soldi duramente guadagnati e tempo prezioso; non pensi che valga la pena dedicare qualche minuto di preparazione? Sì, lo è (e ricordate, ve lo state meritando!). Quindi, prima di andare a fare shopping, assicurati di essere pronto. Esamina ciò che già possiedi nella tua casa o garage - e prendi nota delle "lacune" che hai e delle necessità che questo articolo soddisferà. Assicurati che siano vere necessità piuttosto che desideri frivoli (c'è una grande differenza). Infine, ricordati di portare quella lista con te quando vai a fare shopping! Accartocciata sul fondo del vostro bagaglio o infilata in tasca, quella lista sarà inutile. Per favore, fatene uso e acquistate solo gli articoli della lista!

Stabilire un budget

È fondamentale. Molte persone spendono troppo per beni che non vogliono, di cui non hanno bisogno o che non usano perché non hanno limiti di spesa . Non è un approccio saggio allo shopping. Stabilisci una cifra approssimativa (o una cifra più accurata se hai una ricerca dettagliata su ciò che stai acquistando per sostenerla) per quanto spenderai in questo viaggio, cosa ti è comodo spendere e cosa ha senso spendere in questo viaggio di shopping. Volete ricordare questo viaggio di shopping molto tempo dopo che l'inchiostro sulla ricevuta è sbiadito, giusto? Un approccio per fare questo è assicurarsi di non spendere più soldi di quelli che avete.

Come per la lista, stabilite un budget e rispettatelo! Smettete di acquistare una volta che avete raggiunto il vostro budget, che sia di 50, 500, o 50000 Euro.

Pagate in contanti. La ricerca è dettagliata: quando facciamo acquisti mirati, il vostro denaro duramente guadagnato e il vostro tempo prezioso deve essere ricompensato. Quindi, prima di andare a fare shopping, assicurati di essere pronto. Esamina ciò che già possiedi e prendi nota delle "lacune" che hai e delle necessità che questo articolo soddisferà. Assicurati che siano vere necessità piuttosto che desideri frivoli (c'è una grande differenza). Infine, ricordati di portare quella lista con te quando vai a fare shopping! Accartocciata sul fondo del vostro bagaglio o infilata in tasca, quella lista sarà inutile. Per favore, fatene uso e acquistate solo gli articoli della lista!

Stabilire un budget

Pagate in contanti.

La ricerca è dettagliata: quando facciamo acquisti , che sia una carta di credito o di debito, paghiamo dal 20 al 50 per cento in più. Qualcosa di quella carta ci fa sentire come se avessimo a che fare con i soldi del Monopoli o con i soldi del gioco. È come se non fosse reale. Quelle commissioni della carta di credito, purtroppo, sono molto reali! Quindi, una volta che hai fatto la tua lista e stabilito un budget ragionevole che puoi rispettare, tira fuori i contanti e usali solo per questa escursione di shopping. Pagare in contanti sembra più "reale", ed è esattamente quello che vogliamo: riabituarti all'esperienza dello shopping in modo che tu compri solo quello di cui hai veramente bisogno e che userai. Come risultato, risparmierete un sacco di denaro, e gli acquisti d'impulso saranno molto meno attraenti!

Stabilire un limite di tempo

Lasciarsi andare in giro per un centro commerciale non è una buona idea. Molte persone passano il loro tempo a fare shopping in modo piacevole, mentre trascorrono un pomeriggio nel loro centro commerciale preferito. Non è un metodo che raccomanderei o sosterrei. Non è il posto dove andare se si vuole fare shopping in modo intelligente - niente girovagare! Stabilite un limite di tempo per finire il vostro shopping, e quando quel tempo è finito, è ora di andare a casa. Smetti di fare shopping quando hai comprato tutto quello che ti serve , e concentrati su qualcos'altro per il resto della giornata.

Scegli il momento migliore per te.

Se non fai shopping in un orario che va bene per te, può essere un'esperienza faticosa e sgradevole. Fare acquisti quando i centri commerciali e le aziende sono più affollati (come la sera tardi o il sabato mattina) può provocare stanchezza da acquisto, lasciandoti polemico e irritato - difficilmente uno stato favorevole allo shopping intelligente.

Ricordate che il nostro ambiente fisico ci influenza, e i luoghi densi e affollati, come i centri commerciali affollati, raramente tirano fuori le persone migliori. Quindi scegliete un momento per comprare quando siete al massimo dell'attenzione e dell'ottimismo. Per evitare di essere esausti, fate pause frequenti o acquistate per periodi più brevi.

Compra da solo.

Molte persone credono che i loro compagni di shopping siano più equivalenti a collaboratori criminali! Possono convincerci a comprare cose che non desideriamo o di cui non abbiamo bisogno, e possono avere i loro obiettivi (spesso nascosti) per spingerci a fare acquisti non adatti a noi. Forse sono competitivi, o forse vogliono vivere indirettamente attraverso noi e i nostri acquisti. Qualunque cosa stia succedendo nella vita dell'altra persona, non deve affrontare le conseguenze del vostro acquisto; solo voi lo fate. Va bene se volete fare shopping come attività sociale, ma mantenetelo strettamente sociale e non permettete acquisti. Visita il negozio o mangia un boccone con gli amici, ma astieniti dall'acquistare qualcosa finché non sei pronto a partire.

Come risultato, risparmierete un sacco di soldi, e gli acquisti d'impulso saranno molto meno attraenti!

Non fare shopping quando sei esausto, affamato, emotivo, frustrato o arrabbiato.

Non è una lista completa delle emozioni che spingono alcuni individui a fare shopping eccessivo e a comprare cose che non desiderano o di cui hanno bisogno. Sono, tuttavia, alcuni dei più tipici trigger emotivi che inducono le persone a comprare inconsapevolmente e, di conseguenza, in modo inefficace. Se siete esausti, affamati, soli, annoiati o sconvolti, non dovreste andare a fare shopping. Fate qualcos'altro fino a quando non sarete in un luogo emotivo migliore.

Chiedetevi: "Dove lo indosserò?"

Troppi di noi fanno acquisti avventati senza considerare cosa ne faremo. Di conseguenza, i nostri soldi duramente guadagnati e il nostro tempo ancora più prezioso vengono sperperati in oggetti che non hanno posto nei nostri armadi, case o vite. Immaginate di possedere già l'oggetto che state pensando di acquistare per interrompere il ciclo dell'acquisto d'impulso. Andate avanti veloce attraverso il 'brivido dell'uccisione' e supponete che questa cosa, quella che state tenendo in mano in questo momento, sia vostra: l'avete comprata, e ora è vostra. Immaginatelo nel vostro armadio o a casa vostra, e vederlo con i vostri occhi. Considera questo: ne sei ancora entusiasta? O ha perso un po' (o molto) del suo splendore? Molti di noi non si prendono il tempo di esaminare se abbiamo bisogno di qualcosa e, di conseguenza, finiamo per portare a casa cose che non usiamo mai; che perdita di tempo!

Ricordatevi che il venditore è lì per vendere a voi! Non importa quanto sia gentile o piacevole un venditore, una cosa è certa: è lì per fare un affare. Sì, possono preoccuparsi che tu vada via solo con i prodotti che ti piacciono e che userai. Tuttavia, si aspettano che ve ne andiate con qualcosa. È per questo che sono lì: per vendervi qualcosa o per mantenere una relazione con voi in modo che ritorniate. Questa è la loro prerogativa. I venditori non sono lì per essere nostri amici, non importa quanto siano gentili e disponibili. Possono ragionevolmente interagire con noi, ma il loro obiettivo è venderci qualcosa. Tenetelo a mente in modo da comprare solo cose di cui avete bisogno e che userete, non perché un venditore persuasivo vi ha convinto (o colpevolizzato) a farlo.

Non compratelo solo perché è in saldo.

Il termine "vendita" è davvero una parola di quattro lettere! È possibile che quando è accompagnata dalla frase "scarpa", sia responsabile di più acquisti impulsivi di quasi tutte le altre parole! Ricorda che un affare non è un affare se non è per te, non ti sta bene, non ti piace, o non riempie un vero bisogno che hai. Spendere 20 dollari per una camicetta, scarpe, trucco, un DVD, candele profumate, un orologio di Batman, o qualsiasi altra cosa che non indosserai mai (o che indosserai solo una volta) è uno spreco di denaro. Lo razionalizziamo dicendo: "Oh, è in saldo, sono solo 20 dollari", ma 20 dollari si accumulano rapidamente. Non buttereste 20 dollari dalla finestra, quindi non buttate via i vostri soldi su prodotti che sembrano essere un "affare" grazie al loro prezzo ridotto. Acquistate le cose in saldo solo se sono sulla vostra lista della spesa e rientrano nel vostro budget.

COME PUÒ L'ESERCIZIO FISICO AUMENTARE LA PERDITA DI PESO?

L'aumento dell'attività fisica aumenta il numero di calorie che il tuo corpo brucia come energia o "brucia" mentre sei a dieta. Un "deficit calorico" si verifica quando si bruciano calorie attraverso l'attività fisica mentre si consumano meno calorie. Il risultato è la perdita di peso. L'attività fisica è benefica per la tua salute in generale, ma ancora di più se stai cercando di perdere o mantenere un peso sano.

Le idee alimentari tradizionali sono combinate con la routine quotidiana in questo piano di dieta. Il Metodo Mayr ha dimostrato di essere molto semplice e benefico per Rebel e per molti altri dieters. A lungo termine, l'adozione di un approccio alimentare consapevole può aiutare a mantenere la perdita di peso. Inoltre, ci sono meno rischi di perdere un nutriente o di consumare cibi fad perché la dieta incorpora un po' di ogni gruppo alimentare principale.

Dopo aver detto e fatto tutto, ricordate che la dieta funziona meglio quando si segue la regola della moderazione. La maggior parte delle idee e delle regole della dieta Mayr sono innocue finché si comprendono le basi: essere più consapevoli di ciò che si mangia, di come lo si digerisce e di come lo si gusta.

L'esercizio fisico ha un impatto diretto sui nostri modelli alimentari, quindi è più facile selezionare scelte più sane nel tempo quando facciamo esercizio. Tuttavia, chi è a dieta ha difficoltà a mantenere abitudini alimentari rapide, soprattutto se comportano limiti calorici se non si fa esercizio. Inoltre, più a lungo facciamo scelte sane, più è probabile che diventino una seconda natura. Tuttavia, questo approccio ignora il fatto che le persone possono variare la loro capacità di esercizio. Per esempio, la capacità di perdere peso con l'esercizio varia sostanzialmente man mano che la capacità di esercizio di un individuo altrimenti sedentario si avvicina a una persona magra.

È l'equivalente di passare un secchio o anche un tubo al partecipante nel nostro scenario di svuotamento della piscina. La capacità di fare jogging per 30 minuti o di andare in bicicletta per 60 minuti distingue molti aspiranti a dieta dalle loro controparti magre. Rappresenta la maggior parte delle iniziative di perdita di peso provate e fallite. Inoltre, se una persona raggiunge un livello critico di capacità di esercizio, l'esperienza dell'esercizio diventa più piacevole, e può anche essere piacevole.

È possibile perdere peso con l'esercizio fisico? Assolutamente sì.

Naturalmente, una rapida limitazione delle calorie causerà una perdita di peso a breve termine, ma è estremamente difficile per le persone sostenere questa restrizione per lunghi periodi, e la maggior parte delle persone smetterà o riprenderà il peso perso. L'esercizio fisico, d'altra parte, è un metodo collaudato per rendere più sopportabili gli aggiustamenti della dieta. Inoltre, concentrarsi sull'esercizio fisico e aumentare la capacità di esercizio inizialmente rende più facile fare scelte alimentari migliori e vivere uno stile di vita sano, con conseguente significativa perdita di peso che può essere sostenuta nel tempo.

Programma di esercizio fisico

Un programma di allenamento personalizzato su misura per le vostre esigenze uniche è un approccio eccellente per rimanere fisicamente e mentalmente in forma. Ha anche altri vantaggi, tra cui migliorare le condizioni del cuore e dei polmoni. Inoltre, la forza muscolare,la resistenza e la capacità motoria sono tutte migliorate. I programmi che specificano una varietà di attività fisiche e la quantità di tempo in cui ognuna deve essere completata sono comunemente usati nelle palestre, dove sono in genere adattati alle esigenze delle persone. Gli istruttori di fitness possono ideare il tuo regime di esercizi personalizzato. Il tuo intero piano di esercizi dovrebbe incorporare varie parti, sia che tu costruisca il tuo programma di allenamento fitness o che assuma un personal trainer. Includete nella vostra routine di allenamento il fitness cardiovascolare, l'allenamento con i pesi, gli esercizi del core, l'allenamento dell'equilibrio, la flessibilità e lo stretching. Cinque movimenti di base si sono evoluti come risultato dell'evoluzione umana, e comprendono praticamente tutte le nostre azioni quotidiane". In altre parole, il vostro allenamento richiede cinque movimenti, uno per ciascuna delle seguenti categorie: push (spingere lontano da voi),

pull (tirare verso di voi), hip-hinge (piegarsi dal centro), squat (flessione del ginocchio) e plank.
Non esiste un solo allenamento che possa soddisfare tutte le vostre esigenze. Per ottenere il massimo dal tuo regime, dovresti fare varie attività durante la settimana.

Inoltre, la forza muscolare, la resistenza e l'idoneità motoria sono migliorate. I programmi che specificano una varietà di attività fisiche e la quantità di tempo in cui ciascuna dovrebbe essere completata sono comunemente usati nelle palestre, dove sono tipicamente adattati ai bisogni delle persone. Gli istruttori di fitness possono ideare il tuo regime di esercizi personalizzato. Il tuo intero piano di esercizi dovrebbe incorporare varie parti, sia che tu costruisca il tuo programma di allenamento fitness o che assuma un personal trainer. Includete nella vostra routine di allenamento il fitness cardiovascolare, l'allenamento con i pesi, gli esercizi del core, l'allenamento dell'equilibrio, la flessibilità e lo stretching. Cinque movimenti di base si sono evoluti come risultato dell'evoluzione umana, e comprendono praticamente tutte le nostre azioni quotidiane". In altre parole, il vostro allenamento richiede cinque movimenti, uno per ciascuna delle seguenti categorie: push (spingere lontano da voi), pull (tirare verso di voi), hip-hinge (piegarsi dal centro), squat (flessione del ginocchio) e plank.

Non esiste un solo allenamento che possa soddisfare tutte le vostre esigenze. Per ottenere il massimo dal tuo regime, dovresti fare varie attività durante la settimana. Altrimenti, è come mangiare frutta, sana solo a breve termine soltanto, ma privo di molti dei nutrienti che si trovano in altri pasti come il pesce, le verdure, le noci e i cereali integrali.

Quindi, cosa comporta una routine di fitness ben bilanciata? Si raccomanda che tutti gli individui incorporino i seguenti tipi di esercizio nella loro routine settimanale:

Tre ore di attività aerobica moderata a settimana (per esempio, 30 minuti cinque giorni a settimana) o 75 minuti di attività aerobica forte a settimana.

Due o più sessioni di allenamento della forza a settimana, con almeno 48 ore tra un esercizio e l'altro, per permettere ai muscoli di recuperare.

Esercizi di equilibrio per gli anziani che sono a rischio di caduta.

Se tutto questo sembra scoraggiante, tenete presente che gli allenamenti possono essere suddivisi in pezzi più piccoli. Tre passeggiate di 10 minuti, per esempio, possono aiutarti a raggiungere il tuo obiettivo giornaliero di 30 minuti di attività cardiovascolare.

Si dovrebbe includere un breve riscaldamento all'inizio e un raffreddamento alla fine di ogni attività. Esercizi delicati, come la marcia sul posto, dovrebbero essere usati per sciogliere i muscoli e far fluire più sangue ricco di ossigeno durante il riscaldamento. Rallentare l'attività e l'intensità per cinque-dieci minuti per raffreddare, quindi terminare con lo stretching per evitare la rigidità.

Continua a leggere per saperne di più su ogni componente di un regime di esercizio ben bilanciato, così come una varietà di attività ed esercizi per iniziare.

Per ottenere il meglio dalle vostre passeggiate, seguite questi consigli:

Trova un posto sicuro per camminare.

Strade tranquille con marciapiedi, sentieri nei parchi, piste di atletica nelle scuole vicine e centri commerciali sono spesso scelte eccellenti.

Compra un buon paio di scarpe.

Cerca delle suole che siano di supporto ma flessibili e che ammortizzino i tuoi piedi. Quando si tratta di scarpe da passeggio, il comfort è fondamentale. Lo shopping è meglio farlo alla fine della giornata, quando i piedi sono più grandi. Scegli calzature con una tomaia "traspirante", come la rete di nylon.

Vestiti per il comfort e la sicurezza.

Indossare meno vestiti di quelli che indossereste se foste immobili. Vestirsi a strati per consentire una facile rimozione dei vestiti se si ha troppo caldo. I conducenti hanno maggiori probabilità di individuarti se indossi abiti chiari e indossi un gilet luminoso.

Fai un riscaldamento e un raffreddamento di cinque minuti.

Per il riscaldamento, vai a un ritmo più lento. Rallenta verso la fine della tua passeggiata per raffreddarti (anche se non hai caldo). L'esercizio fisico, secondo gli esperti, non ha niente di magico: si ottiene quello che ci si mette. Questo non implica che si debba fare esercizio per diverse ore ogni giorno. Implica solo che dovrete lavorare in modo più intelligente. Gli esperti concordano, tuttavia, che non tutti gli esercizi sono creati uguali. Alcuni sono semplicemente più efficaci di altri, se mirano a varie aree muscolari, sono appropriati

per un'ampia gamma di livelli di forma fisica o per aiutare a bruciare calorie.
Camminare

L'attività cardiovascolare, che rafforza il cuore e brucia calorie, dovrebbe essere inclusa in qualsiasi routine di fitness. D'altra parte, camminare è qualcosa che si può fare ovunque, in qualsiasi momento, con nient'altro che un bel paio di scarpe. Inoltre non è solo per i principianti: Camminare può fornire un esercizio decente anche agli individui più in forma. Secondo Robert Gotlin, DO, direttore della riabilitazione ortopedica e sportiva al Beth Israel Medical Center di New York, "una camminata veloce può bruciare fino a 500 calorie ogni ora". Poiché ci vogliono 3.500 calorie per perdere un chilo, perderesti un chilo per ogni sette ore di cammino se non facessi altro. Tuttavia, non passate dallo stare seduti sul divano al camminare per un'ora in un solo giorno. I principianti dovrebbero iniziare camminando per cinque o dieci minuti, aumentando gradualmente fino ad almeno 30 minuti ogni sessione.

"Non superare i cinque minuti alla volta. Un altro consiglio è quello di aumentare la lunghezza delle vostre passeggiate prima di aumentare la velocità o l'inclinazione.

Allenamento a intervalli

Se sei un principiante o un esperto corridore sulla distanza, un camminatore o un ballerino aerobico Gli esperti concordano, tuttavia, che non tutti gli esercizi sono creati uguali. Alcuni sono semplicemente più efficaci di altri, sia che mirino a varie aree muscolari, sia che siano adatti per una vasta gamma di livelli di forma fisica, o per aiutare a bruciare calorie.

Camminare

L'attività cardiovascolare, che rafforza il cuore e brucia calorie, dovrebbe essere inclusa in qualsiasi routine di fitness. D'altra parte, camminare è qualcosa che si può fare ovunque, in qualsiasi momento, con nient'altro che un bel paio di scarpe. Inoltre non è solo per i principianti: Camminare può fornire un esercizio decente anche agli individui più in forma. Secondo Robert Gotlin, DO, direttore della riabilitazione ortopedica e sportiva al Beth Israel Medical Center di New York, "una camminata veloce può bruciare fino a 500 calorie ogni ora". Poiché ci vogliono 3.500 calorie per perdere un chilo, perderesti un chilo per ogni sette ore di cammino se non facessi altro. Tuttavia, non passate dallo stare seduti sul divano al camminare per un'ora in un solo giorno. I principianti dovrebbero iniziare camminando per cinque o dieci minuti, aumentando gradualmente fino ad almeno 30 minuti ogni sessione.

"Non superare i cinque minuti alla volta. Un altro consiglio è quello di aumentare la lunghezza delle vostre passeggiate prima di aumentare la velocità o l'inclinazione.

Allenamento a intervalli

Se sei un principiante o un esperto corridore sulla distanza, un camminatore o un ballerino aerobico, incorporare l'allenamento a intervalli nella tua routine cardiovascolare migliorerà la tua forma fisica e ti aiuterà a perdere peso.

"Variare il ritmo durante la sessione di esercizio favorisce l'adattamento del sistema aerobico". "Più il tuo sistema aerobico è potente, più calorie puoi bruciare".

Spingere l'intensità o il ritmo per un minuto o due, poi allentare per due o dieci minuti, è il modo di andare (a seconda di quanto sarà lungo il tuo allenamento totale e quanto tempo hai bisogno per recuperare). Continuate così per tutta la durata dell'allenamento.

Alcuni altri esempi di attività fisica sono:

Andare in bicicletta o correre (iscriviti al nostro programma di camminata indoor).
Svolgere le faccende domestiche.
Prendere le scale piuttosto che l'ascensore.
Divertirsi al parco.
Spalare la neve o rastrellare le foglie.
Importanza di un programma di esercizio fisico

L'estate è arrivata, anche se il tempo non è ancora arrivato del tutto. Molte persone penseranno a pantaloncini, prendisole e costumi da bagno mentre pianificano avventure al sole e vacanze all'estero. Per alcuni, la prospettiva di un'altra estate entusiasmante li porterà in palestra, dove sicuramente fisseranno degli obiettivi per essere in forma per la stagione. D'altra parte, gli obiettivi e le routine di fitness possono essere notoriamente difficili da rispettare "Anno nuovo, io nuovo", soprattutto se non si ha molto tempo a disposizione prima dell'inizio delle avventure estive. Quindi, come si può fare in modo di non andare fuori strada? Secondo i nostri esperti di fitness esperti di Simply Gym Cwmbran, la costruzione di un programma di allenamento personale è la chiave per raggiungere i tuoi obiettivi di fitness estivi.

GUIDA PER PERDERE PESO E MIGLIORARE LA SALUTE

Perdita di peso

Ci sono modi naturali per perdere peso se il medico lo suggerisce. Una perdita di peso costante di 1 o 2 libbre a settimana è consigliata per la gestione del peso più efficace a lungo termine. Tuttavia, molte strategie alimentari ti lasceranno affamato o insoddisfatto. Queste sono alcune delle ragioni principali per cui attenersi a un piano alimentare migliore può essere difficile. Tuttavia, non tutte le diete hanno questo effetto. Le diete a basso contenuto di carboidrati e calorie favoriscono la perdita di peso e possono essere più facili da seguire rispetto ad altri tipi di diete. Poiché il cibo è uguale alle calorie, è necessario mangiare meno calorie, fare più esercizio per bruciare le calorie attraverso l'attività o fare entrambe le cose per perdere peso. Il grasso viene immagazzinato come risultato del cibo che non viene utilizzato per alimentare il corpo. Una delle linee guida più importanti per la perdita di peso è fare scelte alimentari più sane. Ecco come:

Limitare gli alimenti non nutrienti, come:

Zucchero, miele, sciroppi e caramelle
Pasticcini, ciambelle, torte, dolci e biscotti
Bibite, succhi di frutta zuccherati e bevande
alcoliche
Ridurre i cibi ad alto contenuto di grassi:
Scegliere pollame, pesce o carne rossa magra come
fonte di proteine
Cucinando con metodi a basso contenuto di grassi
come la cottura al forno,
la cottura al forno, la cottura al vapore, la cottura
alla griglia e la bollitura
Usando prodotti lattiero-caseari a basso contenuto
di grassi o
senza grassi
Condire le insalate con vinaigrette, erbe,
limone o condimenti senza grassi
Evitare le carni grasse, incluso il bacon,
salsicce, wurstel, costolette e carni da pranzo.
Stare lontano da spuntini ad alto contenuto di
grassi come
noci, patatine e cioccolato
Limitare l'assunzione di cibo fritto
Ridurre la quantità di burro, margarina,
olio e maionese

Mangiare una varietà di cibi, tra cui:
Frutta e verdura cruda, al vapore o al forno
verdure
Cereali integrali, pane, cereali, riso e
pasta.

Latte o yogurt senza grassi, ricotta a basso contenuto di grassi e formaggio a basso contenuto di grassi.
Proteine, come pollo, tacchino, pesce, carne magra e legumi o fagioli
Cambia le tue abitudini alimentari:

Per aiutare a controllare la tua fame, mangia tre pasti ben bilanciati ogni giorno.
Mangia piccole porzioni di una varietà di pasti e stai attento alle quantità delle tue porzioni.
Fai uno spuntino con cibi a basso contenuto calorico
Mangia solo quando hai fame e fermati quando sei pieno.
Mangia lentamente e cerca di non fare multitasking mentre lo fai.
Trova modi alternativi per distogliere la tua attenzione dal cibo, come fare una passeggiata, imparare una nuova attività o fare volontariato nella tua comunità.

Fai dell'esercizio fisico regolare una parte della tua routine quotidiana.

Se hai bisogno di sostegno emotivo nei tuoi sforzi di perdita di peso, unisciti a un gruppo di supporto.

Migliorare la salute

Tutti abbiamo avuto quei momenti di buone intenzioni in cui abbiamo giurato di fare grandi cambiamenti nello stile di vita: Smettere di fumare. Perdita di peso di 20 libbre Iscriversi a una palestra e iniziare a lavorare ogni giorno. Mentre dovremmo aspirare costantemente a raggiungere questi obiettivi di salute, migliorare la salute non sempre comporta cambiamenti drastici. Inoltre, puoi fare diversi piccoli passi per migliorare la tua salute generale e la qualità della vita - e poiché sono facili da incorporare nella tua routine quotidiana, saranno facili da mantenere nel tempo. Inoltre, se hai qualche minuto libero, questa attività può essere utile. Incorpora le attività e le tattiche elencate qui sotto nella tua routine quotidiana. Quando questi piccoli cambiamenti diventano abitudini, possono avere un impatto significativo sulla tua salute generale.
Godetevi il de-stress.

Secondo gli esperti, lo stress può essere ridotto attraverso l'esercizio fisico regolare, la meditazione e i metodi di respirazione. Ascoltare musica rilassante, leggere un buon libro, sedersi in una vasca idromassaggio o giocare con il proprio animale domestico può aiutare a

rilassarsi. Lo stress a lungo termine può causare o esacerbare varie malattie, tra cui malattie cardiache, ictus, pressione alta, depressione, ulcere, sindrome dell'intestino irritabile, emicranie e obesità, per citarne alcune. Avete un tempo limitato? Potresti evitare di agitarti troppo? Anche brevi momenti di relax, come l'esercizio fisico, fanno bene. Anche 10 minuti al giorno passati a fare qualcosa che vi piace vi aiuteranno a far fronte allo stress della vita regolare. Un solo capitolo di un libro o qualche giro intorno all'isolato con il vostro cane vi faranno sentire più calmi, più riposati e ringiovaniti. Se non potete prendervi una pausa completa da quello che state facendo in questo momento, considerate la possibilità di fare qualche respiro lento e profondo. È più facile rilassarsi quando si rallenta la respirazione. Questa reazione di rilassamento provoca il rilascio di ormoni antistress nel corpo, aumentando la funzione immunologica. Anche la frequenza cardiaca a riposo può essere ridotta dalla respirazione profonda. Le persone che hanno una frequenza cardiaca a riposo più bassa

Le persone che hanno una frequenza cardiaca a riposo più bassa sono più in forma di quelle che hanno una frequenza più alta.

Metti via il sale.

Con una saliera sul tavolo, è fin troppo facile digerire troppo sale, portando all'ipertensione. Pertanto, riponi la saliera in un armadio o nella dispensa e usala solo quando cucini.

Inoltre, è una buona idea assaggiare il cibo prima di salarlo. Potreste scoprire che non è necessario alcun lavoro aggiuntivo. Potete anche condire il vostro cibo con succo di limone o di lime, aglio, fiocchi di pepe rosso, erbe o un condimento senza sale Rifornisci il tuo frigorifero e la tua dispensa con le tue erbe preferite, fresche e secche, in modo che siano sempre pronte per insaporire il tuo cibo.

Andare a letto prima.

La maggior parte di noi non riposa sette-otto ore di sonno che gli adulti richiedono. Una mancanza di sonno, indipendentemente dall'età, dal peso o dalle abitudini di esercizio, può aumentare il rischio di un attacco di cuore o di un ictus nel tempo. Se hai problemi a dormire, anche andare a letto 15 minuti prima ogni sera può aiutarti. Stabilisci e attieniti a un ritmo regolare di sonno e veglia, anche nei giorni di riposo.

Bevi un bicchiere di vino rosso.

I potenti antiossidanti presenti nel vino rosso hanno dimostrato di proteggere da malattie cardiache, cancro al colon, ansia e depressione in alcuni studi. Bevete quel bicchiere di merlot con il vostro pasto serale - potete anche usarlo per brindare alla vostra ottima salute. Ma, come sempre, bevete con moderazione. Mentre una piccola quantità di vino rosso fornisce benefici per la salute, un consumo eccessivo di alcol, anche di vino rosso, può portare a una varietà di problemi di salute, tra cui malattie epatiche e renali, così come il cancro. Le donne, in particolare, devono prestare attenzione quando si tratta di uso di alcol. Hanno un rischio generale più alto di problemi al fegato rispetto agli uomini. Perciò è più probabile che sviluppino problemi al fegato piuttosto che bere meno. È improbabile che due drink al giorno facciano male a un uomo sano; le donne, invece, dovrebbero ridursi a una bevanda alcolica al giorno.

Controlla la tua postura e l'ergonomia. Prenditi un momento per considerare la tua postura la prossima volta che sei alla tua scrivania o al telefono. Poi, con le gambe non incrociate, raddrizza la schiena, ripiega lo stomaco e appoggia i piedi sul pavimento. Vi sentirete immediatamente più a vostro agio.

Uno dei problemi di salute comuni è il mal di schiena e una delle principali cause di disabilità.

Se lavori al computer, considera l'ergonomia della tua postazione di lavoro. Il modo in cui le persone si adattano e si muovono nel loro ambiente contribuisce a ridurre lo sforzo della schiena e del collo, la sindrome del tunnel carpale, lo sforzo degli occhi e altri problemi professionali. Alcuni semplici cambiamenti, tra cui la regolazione del monitor del computer, il passaggio a una sedia con un supporto lombare aggiuntivo e pause regolari durante la giornata per fare esercizi di stretching, possono fare molto per rendere il tuo ufficio più sano e piacevole.

Fai un cruciverba.

La lettura, i cruciverba, il Sodoku e gli scacchi sono tra le attività mentalmente stimolanti che i ricercatori della Rush University hanno scoperto avere un effetto protettivo sul cervello.

Impegnare regolarmente la mente, secondo la ricerca, può aiutare a ridurre il rischio di demenza associato al morbo di Alzheimer. Non ti piacciono i puzzle e i giochi? Non preoccuparti, ci sono altri modi per mantenere il tuo cervello in buona forma. Usa la mano non dominante per mangiare. Fai un percorso diverso per tornare a casa dal lavoro. Connettersi con gli altri e rimanere socialmente attivi può aiutare a prevenire la demenza.

Pesa.

Un'alimentazione adeguata può aiutare a prevenire malattie cardiache, ictus e alcuni tipi di cancro.

Ma c'è un altro incentivo per le donne ad evitare l'aumento di peso: abbassa la probabilità di future malattie del pavimento pelvico.

Le donne che hanno avuto i loro bambini per via vaginale hanno più probabilità di avere problemi al pavimento pelvico. Secondo uno studio recente, anche le donne che non hanno mai partorito vaginalmente hanno maggiori probabilità di sviluppare incontinenza urinaria da stress se sono in sovrappeso o obese.

Fate alcune sostituzioni dietetiche.

Optare per alternative integrali al pane bianco, al riso,cracker e pasta.

Usate pollo e tacchino senza pelle invece di quelli con la pelle, così come tagli più magri di manzo o maiale nei tuoi piatti.

Sostituisci una bevanda zuccherata (soda, succo di frutta,ecc.) con un grande bicchiere d'acqua ogni giorno. Invece di prendere barrette di cioccolato o patatine, mangiate una manciata di mandorle o noci, un pezzo di mela intera o bastoncini di carota immersi nell'hummus tra i pasti.

Inoltre, cerca di includere una porzione aggiuntiva di verdure non amidacee nella tua dieta quotidiana. Volete qualcosa da mangiare? Invece di un biscotto, mangia una carota. State preparando un pasto per la vostra famiglia? Invece del purè di patate, servi broccoli o spinaci come contorno. I piselli verdi o le fette di peperone rosso o giallo possono essere aggiunti al riso integrale o ai pezzi di panino. Le verdure, specialmente quelle a foglia scura, sono ben note per i loro benefici per la salute. Tuttavia, c'è un ulteriore vantaggio nell'includere più verdure nella tua dieta regolare: Sono ricche di fibre e acqua, il che significa che ti terranno pieno e soddisfatto senza aggiungere troppe calorie o grassi alla tua dieta. Ci sono tonnellate di grandi ricette nei libri di cucina e online per piatti vegetariani eccellenti e sani, compreso il centro contenuti di Rush.

Prendi le scale.
Quando hai bisogno di raggiungere un piano più alto, salta l'ascensore e usa invece le scale.

Farai pompare il tuo sangue, i tuoi polmoni lavoreranno e i muscoli della parte inferiore del corpo lavoreranno. È un modo fantastico per inserire un po' di esercizio nella tua giornata senza doverlo programmare.

Fare le scale conta per il tuo totale di passi giornaliero se stai puntando ai 10.000 passi necessari.

Questi piccoli cambiamenti potrebbero portare a una persona più sana.

Fai stretching.

Allungare i muscoli regolarmente può aiutarvi a evitare lesioni, a rimanere snelli e a muovervi liberamente quando invecchiate. Prima e dopo l'allenamento, dedica qualche minuto allo stretching. Fai qualche pausa di stretching se quel giorno non stai lavorando per fare esercizio. Cerca una zona tranquilla in ufficio dove non sarai interrotto. Sei in movimento? Cerca delle opportunità per fare stretching nella tua routine quotidiana, ad esempio scendendo dall'auto o prendendo dei prodotti su uno scaffale alto al negozio. Fare stretching poco prima di andare a letto potrebbe anche aiutarti a rilassarti e ad addormentarti più velocemente.

PIANO ALIMENTARE DI 7 GIORNI PER PERDERE PESO IN ECCESSO

Non è una dieta d'urto: consumerai tre pasti e due spuntini ogni giorno, con ogni piatto che include un soddisfacente rapporto del 45% di carboidrati, 30% di proteine e 25% di grassi sani. L'allenatore di The Biggest Loser Bob Harper raccomanda di fare da 60 a 90 minuti di attività moderata quattro volte a settimana per accelerare la perdita di peso e sviluppare un corpo sano e forte..

Lunedì

Colazione:
1/2 tazza di albumi, un cucchiaino di olio d'oliva, un cucchiaino di basilico, un cucchiaino di parmigiano grattugiato e 1/2 tazza di pomodorini strapazzati
Un pezzo di pane integrale 1 tazza di mirtilli
1 tazza di latte scremato

Spuntino:
1/4 di tazza di fragole affettate su 1/2 tazza di yogurt greco senza grassi

Pranzo:

Tre quarti (3/4) di tazza di bulgur cotto, 4 once di petto di pollo grigliato tritato, 1 cucchiaio di cheddar a basso contenuto di grassi, cubetti di verdure grigliate (2 cucchiai di cipolla, 1/4 di tazza di zucchine a cubetti, 1/2 tazza di peperone), 1 cucchiaio di coriandolo tritato e un cucchiaio di vinaigrette a basso contenuto di grassi.

Spuntino:

Sei carote baby e due cucchiai di hummus Cena:

Salmone alla griglia

1 tazza di riso selvatico più 1 cucchiaio di mandorle tostate,

scheggiato

1 tazza di spinaci appassiti più un cucchiaino di olio d'oliva

olio d'oliva più un cucchiaino di aceto balsamico più 1

cucchiaino di parmigiano grattugiato

1/2 tazza di melone affettato

1 cucchiaino di noci tritate e 1/2 tazza di frutta intera

sorbetto al lampone

Martedì

Colazione:

Mezza tazza di latte scremato; 3/4 di tazza di farina d'avena con taglio in acciaio o vecchio stile preparata con acqua

2 maglie di salsiccia di tacchino stile country

1 libbra di mirtilli

Spuntino:

1 cucchiaio di noci tritate, 1/2 tazza di ricotta senza grassi e 1/2 tazza di lamponi

Pranzo:

Mezza tazza di ricotta a basso contenuto di grassi + 1/2 tazza di salsa

Cena:

1 hamburger di tacchino

3/4 di tazza di broccoli e cavolfiori arrostiti

Riso integrale, 3/4 di tazza

1 cucchiaio di vinaigrette balsamico leggero su 1 tazza

insalata di spinaci

Mercoledì

Colazione:

4 albumi e un uovo intero, un quarto di tazza di broccoli tritati, due cucchiai di fagioli fritti senza

grassi, cipolla tagliata a dadini, funghi affettati e salsa in una frittata
Quesadilla con mezza tortilla di mais piccola e un cucchiaio di formaggio jack a basso contenuto di grassi
1/2 tazza di anguria, tagliata a dadini

Spuntino:
Una mela affettata e un cucchiaio di noci tritate in 1/2 tazza di yogurt alla vaniglia senza grassi
Pranzo:
2 tazze di lattuga romana, 4 once di pollo grigliato, 1/2 tazza di sedano tritato, 1/2 tazza di funghi a dadini, 2 cucchiai di cheddar magro tagliuzzato e 1 cucchiaio di salsa Caesar
1 nettarina, media
1 gallone di latte scremato

Spuntino:

1 bastoncino di mozzarella (senza grassi) 1 arancia, media
Cena:

4 once di gamberi, grigliati o saltati con 1 cucchiaio di olio d'oliva e 1 cucchiaio di aglio tritato
1 carciofo medio al vapore

1 cucchiaio di condimento senza grassi della senape del miele, 1/2 tazza di couscous di grano intero, due cucchiaini di peperone tagliato a dadini, 1/4 di tazza di fagioli di garbanzo, 1 cucchiaino di cilantro fresco tritato

Giovedì
Colazione:
1 cucchiaio di burro di noci e un cucchiaio di frutta spalmata senza zucchero su un muffin inglese integrale leggero
1 spicchio di melata
1 gallone di latte scremato
2 fette di pancetta del Canada

Spuntino:

1 tazza di yogurt magro alla vaniglia, 2 cucchiai di fragole o lamponi affettati e 2 cucchiai di granola a basso contenuto di grassi in un parfait allo yogurt
Pranzo:

4 once di roast beef magro a fette sottili avvolto in una tortilla integrale da 6 pollici con un quarto di tazza di lattuga tagliuzzata, tre fette medie di pomodoro, 1 cucchiaino di rafano e 1 cucchiaino di senape di Dijon

Mezza tazza di fagioli pinto o lenticchie con un cucchiaio di condimento Caesar leggero e un cucchiaino di basilico tritato

Spuntino:
2 cucchiai di guacamole su otto chips di mais cotte (prova una di queste ricette di guacamole)

Cena:
4 once di halibut, alla griglia
mezza tazza di funghi affettati, 1/4 di tazza di cipolla gialla tritata
cipolla gialla tritata e 1 tazza di fagiolini cotti in 1 cucchiaino di olio d'oliva

Insalata di rucola con 1/2 tazza di pomodorini tagliati a metà e un cucchiaino di vinaigrette balsamico
Un quarto di tazza di yogurt alla vaniglia senza grassi + 1/2 tazza di salsa di mele non zuccherata calda
1 cucchiaio di noci tritate e un pizzico di cannella

Venerdì
Colazione:
Tortilla media di frumento integrale, quattro albumi strapazzati, 1 cucchiaino di olio d'oliva, 1/4

di tazza di fagioli neri fritti senza grassi, due cucchiaini di salsa, due cucchiai di cheddar magro grattugiato e un cucchiaino di coriandolo fresco sono usati per fare questo burrito.

1 tazza di melone (misto)

Spuntino:

3 once di prosciutto magro, affettato 1 mela, media

Pranzo:

Hamburger di tacchino (o uno di questi hamburger vegetariani)

1 tazza di spinaci, un quarto di tazza tagliata a metà pomodorini tagliati a metà, 1/2 tazza di lenticchie cotte, due cucchiaini di parmigiano grattugiato e un cucchiaio di condimento russo leggero per insalata

1 gallone di latte scremato

Spuntino:

1 bastoncino di mozzarella (senza grassi) 1 tazza di uva (rossa)

Cena:

5 once di salmone selvaggio, alla griglia
1/2 tazza di riso selvatico o integrale

1 cucchiaio di condimento Caesar a basso contenuto di grassi su 2 tazze

verdure miste per bambini

1 pera affettata e 1/2 tazza di fragola di tutta la frutta

sorbetto

Sabato

Colazione:

3 albumi grandi, due cucchiai di peperoni affettati, due cucchiai di spinaci tritati, due cucchiai di mozzarella parzialmente scremata e due cucchiaini di pesto

1 muffin di crusca (piccolo)

1 litro di latte scremato

Spuntino:

1 cucchiaino di semi di lino macinati e 1/2 tazza di pera a cubetti in 1/2 tazza di yogurt magro alla vaniglia

Pranzo:

4 once di petto di tacchino, tagliato a fette

5 fette di pomodoro, 1/4 di tazza di cetriolo affettato, un

cucchiaino di timo fresco tritato e un cucchiaio di condimento italiano senza grassi in un'insalata di pomodori e cetrioli

1 arancia, media

Spuntino:
3/4 di tazza di latte scremato, mezza banana, 1/2 tazza di yogurt magro e 1/4 di tazza di fragole affettate in un frullato (Psst: Qui ci sono altre idee di frullati per perdere peso).

Cena:
1 cucchiaino di olio d'oliva, un cucchiaino di succo di limone e 1/2 cucchiaino di condimento senza sodio cotto in 4 once di dentice rosso
1 tazza di zucca di spaghetti, un cucchiaino di olio d'oliva, due cucchiaini di parmigiano, grattugiato
1 tazza di fagioli verdi, cotti, con un cucchiaio di mandorle a scaglie
Domenica

Colazione:
2 fette di pancetta del Canada
1 frutta spalmata senza zucchero su un tostapane integrale
waffle
Bacche, 3/4 di tazza
1 gallone di latte scremato

Spuntino:

- 1 cucchiaio di mandorle scheggiate, 1/4 di tazza di ricotta senza grassi e 1/4 di tazza di ciliegie

Pranzo:

Due tazze di spinaci, 4 once di pollo grigliato, 1 cucchiaio di mirtilli rossi secchi tritati, tre fette di avocado, 1 cucchiaio di noci tritate e due cucchiai di vinaigrette a basso contenuto di grassi

Una mela

1 litro di latte scremato

Spuntino:

1 cucchiaino di crema di frutta senza zucchero e 1 cucchiaino di semi di lino macinati in 1/4 di tazza di yogurt greco senza grassi

Un quarto di tazza di mirtilli

Cena:

4 once di filetto di maiale magro con cipolle, aglio, broccoli e peperoni saltati in padella

Mezza tazza di riso integrale

1 cucchiaino di zenzero affettato, coriandolo tritato, salsa di soia leggera e aceto di vino di riso in 5 fette medie di pomodoro

CONSIGLI UTILI

Altri consigli per la perdita di peso sono i seguenti:

Pianificazione dei pasti e degli spuntini, così come l'acquisto

solo articoli sulla lista della spesa

Mantenere la consapevolezza delle dimensioni delle porzioni e

le proporzioni dei vari macronutrienti.

Incorporare proteine e fibre in tutti i pasti.

Sperimentare con varie erbe e spezie

per portare varietà ai pasti e ridurre la necessità di di zuccheri, sale e grassi aggiunti.

Preparare pasti sani all'ingrosso da congelare.

Evitare periodi prolungati di digiuno per evitare la voglia di spuntini malsani.

Mantenere un'adeguata idratazione per evitare la voglia di bevande zuccherate.

Impegnarsi in 30 minuti di attività fisica a moderata intensità

attività fisica di moderata intensità nella maggior parte, se non in tutti

giorni della settimana.

Associarsi con un partner per la dieta e l'esercizio fisico.

RICETTE DELLA DIETA MAYR PER PRINCIPIANTI E INESPERTI

1. Ricette alcaline

Potete perdere il peso, guadagnare l'energia, aumentare il vostro metabolismo e ritenere più giovane con la cura alcalina - tutto dalla comodità della vostra propria casa.

Un pizzico di succo di pompelmo aggiunge un tocco piccante e rinfrescante a questa insalata di quinoa con avocado, pomodoro, prezzemolo e pinoli. Mentre gli agrumi sono acidi quando vengono consumati, diventano alcalini quando vengono digeriti. Chi ne era al corrente?

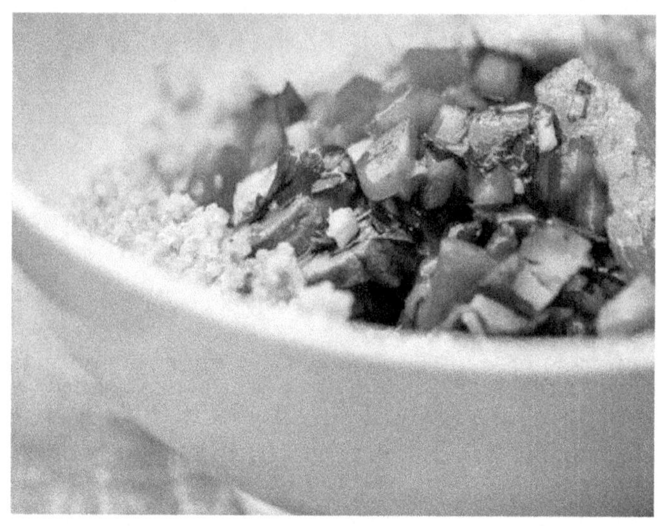

The Alkaline Cure

Esiste una zuppa nutriente cucinata con la panna? Sì, è esatto! Questo minestrone alcalino può essere servito a pezzi o ridotto in purea per una consistenza più cremosa.

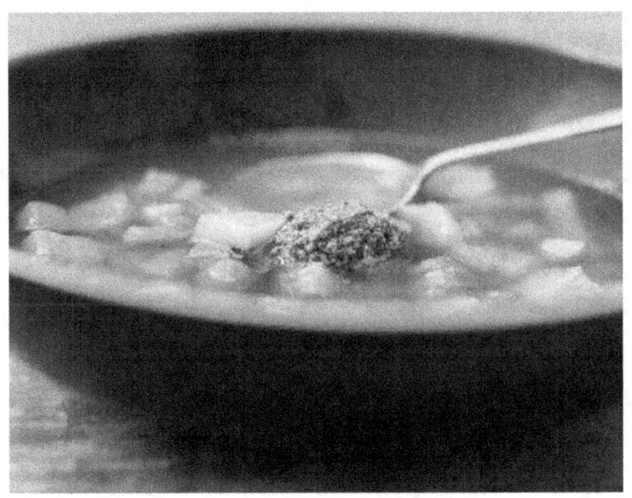

L'alcalino

Per un pranzo facile e veloce, salvate le bucce delle patate al forno con una ricetta di maionese alcalina e riempitele con cagliata ed erbe. Patate alcaline.

Azioni dell'otturatore

2. Ricette di porridge
A questo punto, avrete probabilmente accumulato una biblioteca mentale delle vostre ricette preferite di porridge che potrete richiamare ogni volta che vi verrà voglia di un pasto soddisfacente e nutriente (no, non solo a colazione).

Forse avete una ricetta di porridge per i giorni feriali (qualcosa di veloce come un cucchiaio di burro di noci e una banana affettata grossolanamente) e una per i fine settimana pigri che è un po' più indulgente (completa di guarnizioni meticolosamente disposte e le costose bacche fresche. Sapete quelli). In entrambi i casi, sperimentare nuove ricette di porridge può aiutare a mantenere interessanti i pasti e aiutarvi a integrare nuovi nutrienti nella vostra dieta variando i condimenti e gli aromi. Questa è la domanda: aggiungere o non aggiungere proteine in polvere.

i. Porridge di mele al forno
Se vi piacciono le ricette di porridge con un sapore casalingo, questa ciotola calda a base di mele fa per voi.

Aggiungete una mela a dadini, una manciata di uvetta e un cucchiaino di cannella in polvere a una tazza di avena. Se hai tempo, scalda la mela e l'uvetta con una piccola quantità di miele per cinque minuti.

I benefici:

Cannella
Questa super spezia aiuta a controllare i livelli di zucchero nel sangue e ad alleviare la stanchezza.
Mela

Oltre a fornire il 14% del tuo fabbisogno giornaliero di vitamina C, gli antiossidanti della mela possono aiutare ad aumentare la resistenza all'allenamento.

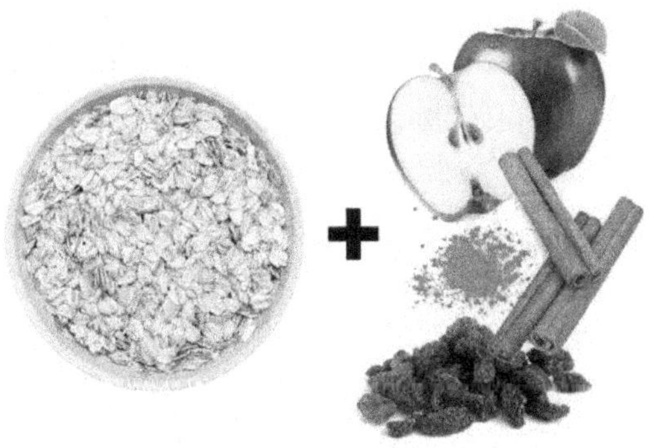

Cannella e mela

ii. Ricetta del porridge Banoffee

Il porridge è molto più di una semplice ciotola di avena, come dimostra questo piatto a base di banana - ed è anche un eccellente spuntino pre o post corsa se ti stai allenando.

Basta combinare una banana a fette, un cucchiaino di cacao in grani e un filo di nettare di agave in una piccola ciotola. Gnam! Il porridge è molto più di una semplice ciotola di avena, come dimostra questo piatto a base di banana - ed è anche un eccellente spuntino pre o post corsa se ti stai allenando.

Basta combinare una banana tagliata a fette, un cucchiaino di cacao in grani e un filo di nettare di agave in una piccola ciotola. Gnam.

I benefici:

Banana
Ricca di potassio per migliorare la funzione muscolare e ridurre i crampi dopo l'esercizio.

Cacao
Uno dei nutrienti essenziali più ricchi di magnesio è essenziale per la funzione muscolare e la forza delle ossa e che il corpo non può creare.

Agave
Sono state dimostrate capacità antinfiammatorie e immunitarie.

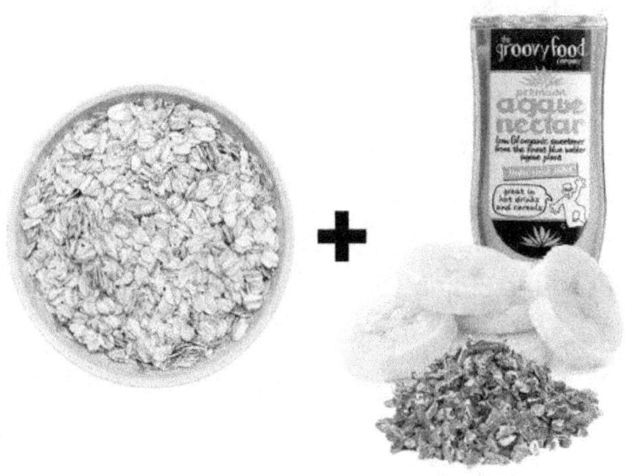

Banana, Cacao, and Agave

iii. Porridge di gateau della foresta nera

Se vi sentite lussuosi, aggiungete una manciata di amarene fresche o secche, un cucchiaino di cacao in grani e una cucchiaiata di crème fraiche.

I benefici:

Ciliegie
Le ciliegie accelerano la guarigione dei muscoli e riducono il disagio.

Cacao
Per un tono muscolare ottimale, più antiossidanti del tè verde o del vino rosso.

iv. Porridge Chai Latte

Prepara l'avena con acqua e polvere di Chai Latte, poi cospargi 1 cucchiaio di miele e 1 cucchiaio di cannella in polvere. L'odore è buono quanto il sapore.

I benefici:
Chai
Il Chai contiene un'alta concentrazione di antiossidanti grazie al tè nero utilizzato.
Miele

Le proprietà antibatteriche del miele vi aiuteranno a sbarazzarvi del raffreddore e degli starnuti.

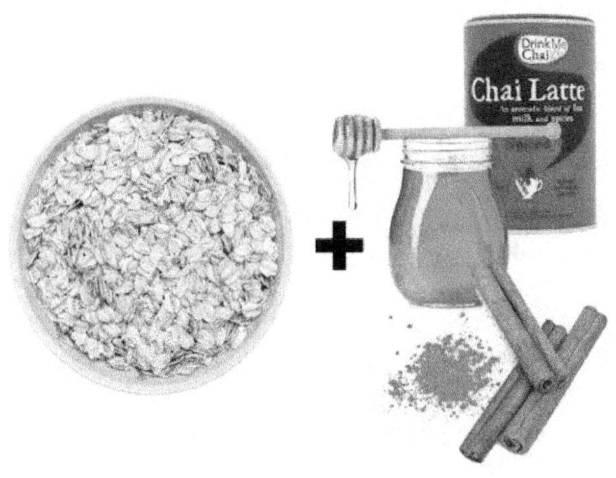

Chai and Honey

v. Porridge proteico all'ananas

Lo yogurt di cocco Coyo è usato per fare il porridge, che viene poi mescolato con pezzi di ananas. Semplice.

I benefici:

Latte di cocco

Gli acidi antibatterici, antimicotici e antivirali si trovano in questo prodotto.

Ananas

Questo superfrutto aiuta il tuo corpo a utilizzare le proteine in modo più efficace fornendo l'80% della tua vitamina C giornaliera.

vi. Porridge di fichi, ricotta e miele

Per un porridge cremoso e dolce che sa di vacanza estiva, mescolate un fico tritato, 1 cucchiaio di ricotta morbida e 1 cucchiaino di miele.

I benefici includono:

Ricotta

La ricotta dolce, un formaggio morbido con entrambi gli oli omega-3 e omega-6, è un ottimo modo per ottenere la tua dose di grassi sani.

Fichi

Questo frutto soddisfacente abbassa i livelli di zucchero nel sangue, ha il più alto contenuto di calcio di qualsiasi altro frutto ed è ricco di fibre.

Miele

Ha le esatte quantità di fruttosio e glucosio necessarie per tenere sotto controllo lo zucchero nel sangue.

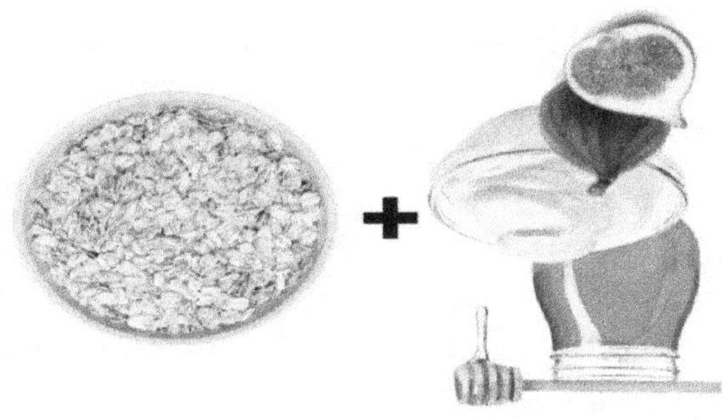

Ricotta, Figs, and Honey

vii. Porridge sano alla Nutella

Prepara il porridge con latte di nocciola e un cucchiaio di cacao in grani. Siamo infantili, vero? I benefici includono:

Nocciole

La combinazione di fibre, vitamine e minerali si traduce in un minor rischio di cancro e malattie.

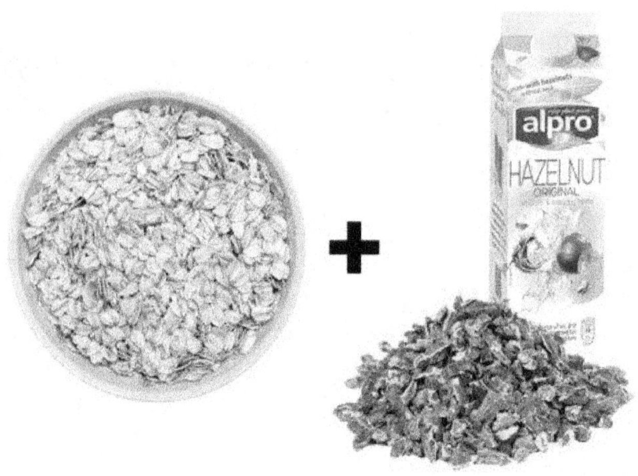

Hazelnuts

viii. Porridge di arancia araba, cardamomo e datteri Mentre il porridge bolle, aggiungete i baccelli di cardamomo interi, un cucchiaino di miele di fiori d'arancio e una manciata di datteri affettati.

I benefici includono:

Cardamomo

Fornisce il 175% del fabbisogno giornaliero di ferro, che aiuta nella conversione del glucosio in energia, nella sintesi dei globuli rossi e nel recupero degli allenamenti.

Datteri

Sono degli ottimi stimolatori di energia con molti zuccheri naturali, inoltre non contengono colesterolo e sono poveri di grassi.

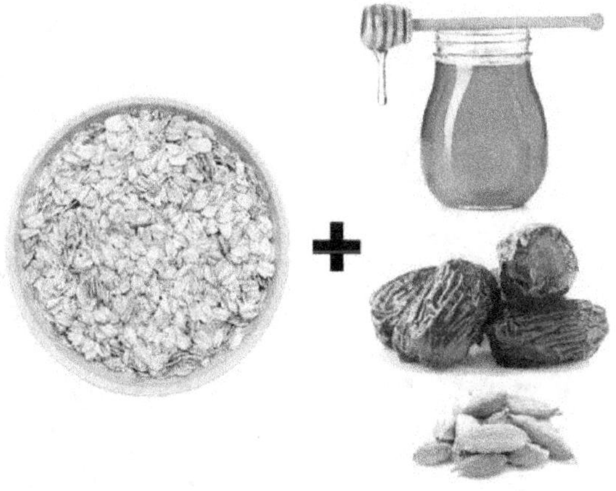

Cardamom and Dates

ix. Porridge di torta alle noci pecan

Mescolare 1 cucchiaio di sciroppo d'acero e una piccola manciata di noci pecan tritate una volta che il porridge è fatto. Delizioso.

I benefici includono:

Sciroppo d'acero

Le sostanze antinfiammatorie e antiossidanti possono aiutare nella prevenzione del diabete, del cancro, dell'osteoporosi e del morbo di Alzheimer.

Pecan

Sono ricche di acidi grassi monoinsaturi, che aiutano a diminuire il colesterolo LDL ("cattivo").

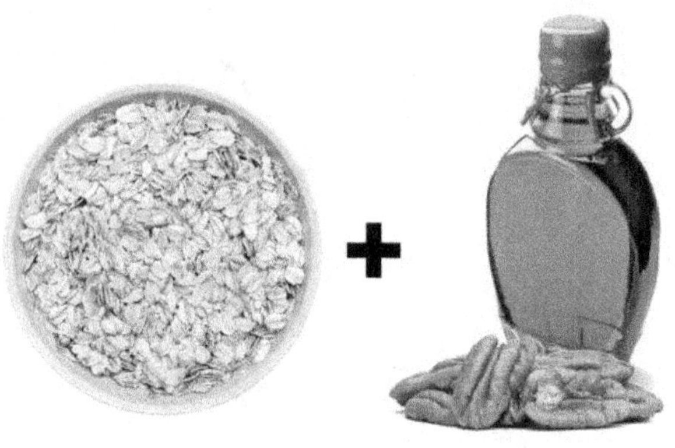

Maple Syrup and Pecans

x. Porridge di rabarbaro, pistacchio e rosa

Lo yogurt greco funziona bene con il rabarbaro in una delle ricette di porridge più insolite.

1 cucchiaio di yogurt greco e uno spruzzo di acqua di rose sono tutto ciò che serve. Il rabarbaro (stufato o composto), una manciata di pistacchi sgusciati e un cucchiaino di miele sono serviti sopra. Perfetto.

I benefici includono:
Pistacchi
Aiutano a prevenire la pelle secca.
Rabarbaro
Un quarto della tua vitamina K giornaliera aiuta a mantenere la tua carnagione liscia, più un sacco di sapore per pochissime calorie.

3. Coppe per la colazione alla banana e quinoa
Questa ricetta è un miracolo da una ciotola che è incredibilmente semplice da preparare. È la perfetta ricetta ricca di proteine e fibre per utilizzare la quinoa cotta e le banane che sono "al limite" nel mio frigorifero. Fate in modo che queste colazioni/snack siano le vostre colazioni/spuntini aggiungendo aggiungendo i tuoi condimenti

preferiti e servendoli freddi, caldi o in qualsiasi altro modo.

Nota: io preferisco la farina di manioca come "farina partner", ma se non ne avete a portata di mano, provate ad aumentare la farina di mandorle o a sostituire l'amido di tapioca o anche la farina d'avena. Giocate e divertitevi!

Ingredienti
Due banane schiacciate
1 cucchiaino di estratto di vaniglia
1 cucchiaino di zucchero di cocco o miele
Un quarto di tazza di latte non lattiero-caseario
Mezza tazza di farina di mandorle
Un quarto di tazza di farina di manioca
1/2 cucchiaino di sale
1/2 cucchiaino di lievito in polvere
Una tazza di quinoa cotta (e raffreddata)
Due cucchiai di semi di chia
Mirtilli, gocce di cioccolato, mandorle tritate, burro di noci e frammenti di cocco sono tutte guarnizioni opzionali.

Indicazioni
1. Mescolare le banane e aggiungere la vaniglia, lo zucchero di cocco o il miele (se si usa), e il latte.

Unite la quinoa, le farine, il sale, il lievito e i semi di chia in una grande ciotola.

2. Preriscaldare il forno a 350 gradi Fahrenheit e preparare la teglia per muffin. Lasciare 10-12 minuti per i semi di chia per gelificare prima di servire.

3. Riempire i pirottini per muffin a metà con la pastella e aggiungere il contenuto desiderato.

4. Cuocere per 20 minuti a 350°F.

5. Raffreddare i pirottini nella teglia per muffin prima di conservarli

in frigorifero (o congelarli!)

Ingredienti per le palline di cioccolato al burro di arachidi

1 proteina al cioccolato in polvere

mezza tazza di farina di mandorle

1/4 di tazza di burro di arachidi naturale 4 cucchiai di miele

2 cucchiai di mini gocce di cioccolato senza latte acqua (se necessario)

Indicazioni

1. Unire le proteine in polvere al cioccolato, la farina di mandorle, il burro di arachidi, il miele e le gocce di cioccolato in una ciotola.

2. Aggiungere lentamente l'acqua come necessario, mescolando fino a quando l'impasto raggiunge la consistenza desiderata.

3. Formare delle palline, disporle su un vassoio e congelarle per un'ora.

4. Appena prima di togliere le palline dal congelatore, scaldare al microonde il burro di arachidi che era stato messo da parte.

5. Rotolare le palline nel burro di arachidi, ricoprendole generosamente con i guanti. Rimettere nel congelatore per 1 ora.

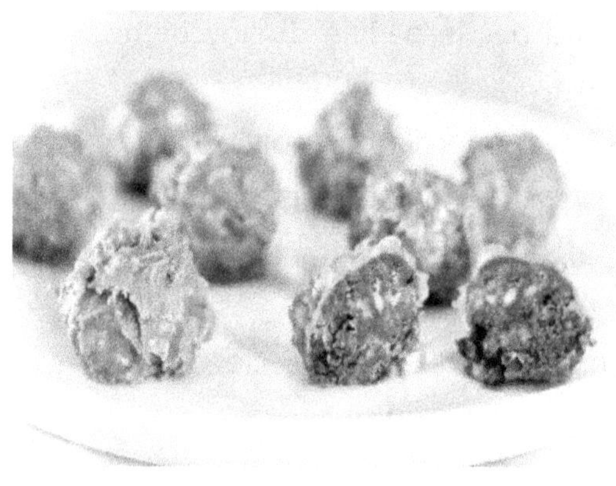

Banana Quinoa

QUANDO MANGIARE CIBO CRUDO?

I cibi crudi possono essere consumati in qualsiasi momento dell'anno. Ma il momento perfetto per mangiare crudo è quando il tempo è caldo e umido, e gli elementi hanno naturalmente aumentato il calore.

Che tipo di energia hanno i pasti "crudi"?
Non sto parlando di cibi crudi disidratati, cracker di lino crudi, o chips di cavolo crudo che sono state essiccate e coperte con varie cose "tipo formaggio". Sto parlando di frutta e verdura crude, fresche al tatto, che sono ricche di umidità. Considera di affettare una deliziosa pesca estiva o un cetriolo freddo. Questo è il tipo di cibo crudo a cui mi riferisco. La frutta e la verdura crude forniscono una vitalità rinfrescante e purificante. Durante i torridi mesi estivi, è ciò che la terra dà naturalmente ai suoi abitanti.

La frutta e la verdura estive sono ricche di umidità, il che aiuta a mantenerci freschi quando le mangiamo.

I seguenti sono alcuni esempi deliziosi:
Cetrioli Pomodori

Peperoni
Lattuga a foglia larga
Lattuga a foglia rossa e verde Romaine
Fragole
Mirtilli
Anguria
Pesche
Prugne
Uva

ORA è il momento migliore per iniziare quella dieta di cibi crudi di cui mi hai chiesto se stai ancora portando peso in eccesso dall'inverno. In inverno, mangiare troppa frutta e verdura fresca raffredda il tuo corpo, rallenta il tuo metabolismo e ti fa aumentare di peso. Durante i caldi mesi estivi, invece, avviene il contrario. La frutta e la verdura crude, con le loro proprietà di raffreddamento e di pulizia, aiutano a perdere peso. I disturbi infiammatori come le malattie cardiache, la sclerosi multipla, il morbo di Hashimoto e l'artrite reumatoide possono beneficiare dei cibi crudi.

Il corpo e i suoi organi sono influenzati energeticamente dal cibo che si mangia e dalla sua preparazione.

QUANDO MANGIARE CIBO COTTO?

Si consiglia di programmare la cena circa quattro o cinque ore dopo il pranzo. Tieni presente che se l'ora della cena cade tra le 17 e le 18, entrerai nell'ultima ora dell'alto tasso metabolico del tuo corpo. Il vostro obiettivo è quello di ridurre al minimo il tempo in cui un cibo si trova nella "zona di pericolo" - tra i 40 e i 140 gradi Fahrenheit (4 e 60 gradi Celsius) - dove i batteri possono svilupparsi rapidamente. Quando sei pronto a mangiare, riscalda gli avanzi sul fornello, in un forno normale o nel microonde finché la temperatura interna non raggiunge i 165 gradi Fahrenheit (74 C). Quando stai cercando di perdere peso, senza dubbio hai passato molto tempo a pensare a quello che mangi, cercando di trovare un equilibrio di verdure, carboidrati, frutta e proteine. Tuttavia, sapevi che il momento in cui mangi è fondamentale quanto il cibo che mangi? Mangiando al momento giusto nel corso della giornata, puoi ricevere una serie di benefici, tra cui il mantenimento del peso, l'aumento dell'energia, e può persino aiutarti a combattere le malattie.

Abbiamo incluso alcuni suggerimenti dietetici su quando consumare i tuoi pasti per assisterti

nei tuoi tentativi di perdita di peso. Abbiamo incluso alcuni consigli sulla pianificazione alimentare e sulle strategie per abbinare gli orari dei pasti ai nostri regimi di allenamento.

Quando dovresti fare colazione?
La colazione, come molti di noi già sanno, è il pasto più importante della giornata. Quando si fa colazione, si stabilisce il modello per il resto dei livelli di zucchero nel sangue della giornata. Consuma il cibo entro la prima ora dal tuo risveglio, tra le 6 e le 10. È l'intervallo ottimale per prepararti al tuo prossimo pasto, che dovrebbe avvenire qualche ora dopo la colazione.

La colazione ha un impatto enorme sul resto della tua giornata, per questo è fondamentale evitare i picchi di zucchero nel sangue causati da pasticcini o bevande zuccherate al caffè. Questi sbalzi di zucchero nel sangue possono lasciarti euforico e depresso per tutto il giorno. Invece, consumate proteine, cereali completi e grassi sani. Toast ai cereali integrali con burro di arachidi, uova e frutta fresca sono solo alcune delle numerose opzioni nutrienti.

Mangia il pranzo quando il tuo metabolismo è al massimo

Ogni giorno, tra le 10 e le 14, il tuo metabolismo raggiunge il suo massimo, dandoti una migliore funzione digestiva e rendendo questo il momento ottimale per pranzare. Questo pasto dovrebbe avere un contenuto di carboidrati più leggero rispetto alla colazione e alla cena.

Data la probabilità di essere a scuola o al lavoro in questo periodo, preparate il pranzo la sera prima o ordinate un pasto sano da un ristorante locale preferito per evitare i fast food e altre opzioni poco sane.

Quando va servita la cena?
Si consiglia di programmare la cena circa quattro o cinque ore dopo il pranzo. Tieni presente che se l'ora della cena cade tra le 17 e le 18, entrerai nell'ultima ora dell'alto tasso metabolico del tuo corpo. È fondamentale avere uno spazio più lungo tra l'ultimo pasto della giornata e l'ora di andare a letto. Può aiutare il tuo corpo a concentrarsi sul

riposo e sul rinnovamento piuttosto che sulla digestione.

QUAL È IL RUOLO DELLE PROTEINE NELLA GESTIONE DEL PESO?

Le proteine sono il nutriente più critico per la perdita di peso e un corpo più attraente. Una dieta ad alto contenuto proteico aumenta il metabolismo, sopprime la fame e altera l'attività di molti ormoni che regolano il peso. La capacità delle proteine di riparare, sviluppare e creare massa muscolare è una delle sue funzioni più critiche.

Riducendo il grasso e aumentando la massa muscolare, si può ottenere un metabolismo più veloce, che permette di bruciare più calorie anche quando il corpo è a riposo.

Le proteine sono il singolo nutriente più critico per un sano aumento di peso. Il muscolo è composto da proteine, e senza di esse, la maggior parte di quelle calorie aggiuntive sarà probabilmente immagazzinata come grasso corporeo. Secondo alcuni studi, una dieta iperproteica fa sì che gran parte delle calorie in eccesso vengano convertite in muscoli quando si mangia troppo.

Un adulto sedentario dovrebbe ingerire 0,8 grammi di proteine per chilo di peso corporeo, o 0,36 grammi per ogni chilo. Suggerisce che l'uomo medio inattivo dovrebbe consumare circa 56 grammi di proteine al giorno, mentre la donna media sedentaria dovrebbe consumare circa 46 grammi.

Poiché le proteine contengono calorie, ingerire una quantità eccessiva potrebbe rendere più difficile perdere peso, soprattutto se si consumano bevande proteiche oltre alla dieta regolare e non si fa esercizio. Un adulto tipico richiede tra i 46 e i 56 grammi di proteine al giorno, a seconda del suo peso e della sua salute generale.

Per esempio, un maggiore consumo di proteine del siero di latte, sia con che senza esercizio fisico, è associato a una migliore perdita di peso, composizione corporea e percezione della fame in adulti sovrappeso e obesi. Il consumo di una quantità adeguata di proteine è fondamentale per la salute. Di conseguenza, il valore giornaliero (DV) per le proteine è fissato a 50 grammi. Secondo diversi studiosi, molte persone dovrebbero consumare molto più di questa quantità.

L'American College of Sports Medicine (ACSM) suggerisce che un individuo consumi tra 1,2 e 1,7 g di proteine per chilogrammo di peso corporeo al giorno per far crescere la massa muscolare insieme a un regolare esercizio fisico. Questo significa 71-100 g per una donna di 130 libbre che mira a aumentare la crescita e la forza muscolare, e 82-116 g per un ragazzo di 150 libbre. Secondo l'Institute of Medicine, tutte le persone dovrebbero consumare 0,83 grammi di proteine per chilogrammo di peso corporeo ogni giorno. Ciò equivale a 56 grammi per un uomo medio e 46 grammi per una donna media ogni giorno.

COME POSSIAMO CALMARE IL SISTEMA DIGESTIVO CHE VA IN TILT?

Vi siete mai chiesti perché vi vengono le "farfalle" nello stomaco quando state per eseguire un compito faticoso? O perché, dopo un litigio, vi sentite come se il vostro stomaco fosse "attorcigliato in nodi"? Hai mai avuto un incontro prolungato con un bagno che non era indotto da qualcosa che hai mangiato? I problemi di stomaco sono un'indicazione tipica dello stress e delle avversità.

Lo stress può prendere un pedaggio fisico sul vostro sistema digestivo, sia che si tratti di un singolo evento snervante o di preoccupazioni e stress continui nel tempo. Quando sei stressato, alcuni ormoni e sostanze chimiche rilasciate dal tuo corpo si fanno strada nel tuo tratto digestivo, dove ostacolano la digestione. Il conseguente squilibrio chimico può manifestarsi in una varietà di disturbi gastrointestinali.

I seguenti sono sintomi gastrointestinali comuni e condizioni associate allo stress:

Indigestione

Crampi allo stomaco Diarrea

Costipazione

Perdita di appetito Fame anomala Nausea

Una volta che hai uno di questi disturbi, può diventare una causa di ansia e influenzare significativamente la qualità della tua vita. Ho visto molti pazienti che hanno la diarrea sviluppare il terrore di avere incidenti nei pantaloni, rendendoli timorosi di uscire di casa o di andare in zone particolari. Se si soffre di crampi allo stomaco o indigestione, si può sviluppare una paura di questi sintomi, limitando dove e cosa si mangia, il che può influenzare la vita sociale.

Sei consigli per ridurre lo stress e rimettere le cose a posto

1. Mentre il caos e le preoccupazioni sono una parte inevitabile della vita, c'è una buona notizia. Puoi controllare il tuo stress in modo tale che abbia un piccolo effetto sul tuo stomaco. Ecco sei strategie per aiutarti a gestire lo stress E le difficoltà gastrointestinali che lo accompagnano.

2. Fare brevi pause e inalare profondamente. Se fatto correttamente, questo può essere benefico. Ogni due ore, fate una pausa di un minuto e praticate una respirazione profonda lenta e tranquilla. Rimarrai sbalordito dai risultati. Respira molto lentamente, silenziosamente e attraverso il naso. Quando inspiri, spingi lo stomaco in fuori e lascialo sgonfiare mentre espiri.

3. Dite "no". Tentare di fare tutto e soddisfare tutti per tutto il tempo è un modo sicuro per andare male. Riconoscete i vostri limiti e astenetevi dall'accettare nuovi obblighi quando siete sul punto di superarli.

4. Fai esercizio fisico o pratica yoga. Anche solo per quindici minuti al giorno, l'attività fisica è un modo eccellente per alleviare lo stress. Quando fai esercizio, il tuo corpo rilascia endorfine, che si connettono con i recettori nel tuo cervello, provocando un'esperienza piacevole.

5. Piuttosto che preoccuparti di cose che non puoi controllare, concentrati su quelle che puoi, come il modo in cui scegli di rispondere alle sfide. La vostra reazione, compreso il modo in cui reagite alle difficoltà gastrointestinali, dipende interamente da

voi. Accettare i problemi di stomaco allevierà la vostra preoccupazione e vi aiuterà a gestire i sintomi. Preoccuparsi del vostro stomaco serve ad esacerbare i vostri problemi.

6. Ogni giorno, ascoltate una pratica di rilassamento guidata. Non solo vi sentirete rilassati mentre lo fate, ma la maggior parte delle persone riferisce di sentirsi tranquilla per ore dopo.

7. Cerca l'assistenza di un terapeuta specializzato in ansia. La preoccupazione cronica e l'ansia intricata sono spesso troppo difficili da gestire da soli. Un buon terapeuta cognitivo-comportamentale saprà come comportarsi. ADAA.org può aiutarti a trovare un terapeuta.

Lo stress e il suo effetto sullo stomaco richiedono uno sforzo per alleviarlo. Queste proposte hanno il potenziale per funzionare se implementate in modo appropriato e rese una priorità quotidiana. Aspettarsi benefici immediati e una completa assenza di sintomi, d'altra parte, aumenterà la vostra frustrazione e i vostri problemi. È fondamentale accettare un certo grado di disagio allo stomaco. Infine, esaminate la vostra dieta. Alcuni cibi sono noti per causare irritazione allo stomaco. Consultare un medico e seguire tutte le raccomandazioni mediche. Numerosi disturbi gastrointestinali non possono essere affrontati solo attraverso la riduzione dello stress. Quando si cerca di affrontare i problemi legati all'intestino, è necessario considerare i fattori biologici, psicologici e sociali. Ognuno di noi risponde in modo diverso allo stress. Indipendentemente da come lo stress ci colpisce, interiorizzarlo può portare a problemi di salute cronici come le malattie cardiache, l'ipertensione, l'obesità e la depressione.

DI QUANTA ACQUA ABBIAMO BISOGNO?

Ogni giorno, si dovrebbe mirare a consumare da mezza oncia a un'oncia di acqua per ogni chilo di peso". Se si pesa 150 libbre, questo equivale a 75-150 once di acqua al giorno. Se un sopravvissuto si trovasse in una posizione in cui l'acqua fosse limitata, diventerebbe senza dubbio disidratato, e il suo tasso di minzione diminuirebbe a 500 ml, tanto per dire. Rimane un numero approssimativo di 1 litro o 32 once per sostenere l'uomo medio quando riposa in una zona temperata.

Una persona regolarmente attiva ha bisogno di circa tre quarti di gallone di liquidi al giorno tra acqua e altri liquidi. Requisiti minimi assoluti. Per ragioni di sostituzione, è stato calcolato che un individuo "tipico" ha bisogno di circa 3 litri (3,2 quarti) di acqua al giorno, assumendo condizioni di temperatura mediamente temperata.

Diverse ragioni possono richiedere di regolare l'assunzione totale di liquidi:

Esercizio fisico: Se vi impegnate in qualsiasi attività che vi fa sudare, dovreste bere più acqua per compensare la perdita di liquidi. È fondamentale consumare acqua prima, durante e dopo un esercizio.

Ambiente: Un clima estremamente caldo o umido può causare un'eccessiva sudorazione e richiedere una maggiore assunzione di liquidi. Ad alta quota, la disidratazione è anche una possibilità.

Salute generale: Quando hai la febbre, il vomito o la diarrea, il tuo corpo perde liquidi. Consumare più acqua o, se indicato da un medico, soluzioni di reidratazione orale. Inoltre, infezioni della vescica e calcoli del tratto urinario possono richiedere un maggior consumo di liquidi.

Gravidanza e allattamento: Se sei incinta o stai allattando, potresti aver bisogno di liquidi aggiuntivi per mantenere una corretta idratazione.

QUANDO NE ABBIAMO BISOGNO?

L'acqua è importante per digerire il cibo ed eliminare i rifiuti. L'acqua è necessaria per la produzione di succhi digestivi, urina (pipì) e feci. E si può scommettere che il componente principale della sudorazione, solitamente conosciuta come sudore, è l'acqua. Oltre ad essere una componente critica dei fluidi del corpo, l'acqua è necessaria per il corretto funzionamento di ogni cellula. Trenta minuti prima di un pasto, bere un bicchiere d'acqua per favorire la digestione. Evitare di bere troppo presto prima o dopo un pasto per evitare di diluire i liquidi digestivi. Bere acqua un'ora dopo aver mangiato per permettere ai nutrienti di essere assorbiti dal corpo. L'acqua è utilizzata dal corpo in ogni cellula, organo e tessuto per aiutare a regolare la temperatura e svolgere altre attività corporee. Poiché il corpo drena l'acqua attraverso la respirazione, la sudorazione e la digestione, è vitale reidratarsi con bevande e cibi contenenti acqua. Come regola generale, un essere umano può sopravvivere per circa tre giorni senza acqua. Tuttavia, alcuni fattori, come la quantità di acqua richiesta da un corpo individuale e il modo in cui la utilizza, possono cambiare questo dato. L'acqua nutre tutte le nostre cellule, in particolare le cellule muscolari, ritardando la stanchezza muscolare. 2. L'acqua contribuisce alla perdita di peso. L'acqua aiuta a sentirsi sazi più a lungo senza aggiungere calorie. Se non siete sicuri di quanta acqua bere in quei momenti, consultate il vostro medico, ma una buona regola per le persone sane è da due a tre tazze ogni ora o più se state sudando molto.

I seguenti sono alcuni dei motivi per cui il nostro corpo ha bisogno di acqua:

1. Funge da lubrificante per le articolazioni. La cartilagine, presente nelle articolazioni e nei dischi spinali, è composta per circa l'80% di acqua. La disidratazione nel tempo può compromettere le capacità di assorbimento degli urti delle articolazioni, con conseguente dolore alle articolazioni.

2. È responsabile della produzione di saliva e muco. La saliva contribuisce al processo digestivo e mantiene umide le labbra, il naso e gli occhi. Elimina l'attrito e l'usura. Inoltre, bere acqua mantiene la bocca pulita. Se sostituita alle bevande zuccherate, può anche aiutare a prevenire la carie.

3. È responsabile della consegna dell'ossigeno in tutto il corpo.

Il sangue è composto per più del 90% di acqua e trasporta l'ossigeno in varie regioni del corpo.

4. 4. Migliora la salute e l'aspetto della pelle.
Quando la pelle è disidratata, diventa più suscettibile alle malattie della pelle e all'invecchiamento precoce.

5. Protegge il cervello, il midollo spinale e altre strutture delicate.
La disidratazione può influenzare la struttura e la funzione del cervello. Inoltre, gioca un ruolo nella sintesi degli ormoni e dei neurotrasmettitori. Di conseguenza, una disidratazione prolungata può compromettere la capacità di pensare e ragionare.

6. Mantiene una temperatura corporea sana. Quando il corpo si riscalda, l'acqua immagazzinata negli strati centrali della pelle sale in superficie come sudore. Raffredda il corpo mentre evapora nell'ambito dello sport. Avere una quantità sufficiente di acqua nel corpo può aiutare ad alleviare lo sforzo fisico causato dallo stress da

calore durante l'esercizio. Tuttavia, sono necessarie ulteriori indagini su questi impatti.

7. È necessaria per il sistema digestivo.
L'intestino ha bisogno di acqua per funzionare correttamente. La disidratazione può provocare problemi digestivi, costipazione e uno stomaco troppo acido. Di conseguenza, il rischio di bruciori di stomaco e ulcere allo stomaco aumenta.

8. Elimina i rifiuti corporei.
L'acqua è necessaria per i processi di sudorazione e minzione e per l'eliminazione dei rifiuti.

9. Aiuta nella regolazione della pressione sanguigna.
Una carenza d'acqua può portare il sangue a diventare più denso, aumentando la pressione sanguigna.

10. È necessaria per le vie respiratorie.
Quando una persona è disidratata, il corpo restringe le vie respiratorie per limitare la perdita d'acqua. Di conseguenza, può aggravare l'asma e le allergie.

11. Facilita l'accessibilità dei minerali e delle sostanze nutritive.
Questi si dissolvono in acqua, permettendo loro di raggiungere molte regioni del corpo.

12. Protegge i reni dalle lesioni.
I reni sono responsabili della regolazione dei fluidi in tutto il corpo. Pertanto, un'assunzione inadeguata di acqua potrebbe provocare calcoli renali e altre complicazioni.

13. Migliora le prestazioni atletiche. Secondo alcune ricerche, bere più acqua può migliorare le prestazioni durante un'attività rigorosa. Anche se sono necessari ulteriori studi per convalidare questo, una revisione ha scoperto che la disidratazione compromette le prestazioni durante le attività che durano più di 30 minuti.

14. Perdita di peso
L'acqua può anche aiutare a perdere peso quando viene sostituita a bevande zuccherate e bibite. Inoltre, producendo un senso di pienezza, il "precarico" di acqua prima dei pasti può aiutare a ridurre la sovralimentazione.

15. Diminuisce la probabilità di sperimentare una sbornia.

Quando si fa festa, alternare acqua soda non zuccherata con ghiaccio e limone alle bevande alcoliche può aiutare a ridurre il consumo eccessivo di alcol.

DI QUANTO CIBO ABBIAMO BISOGNO?

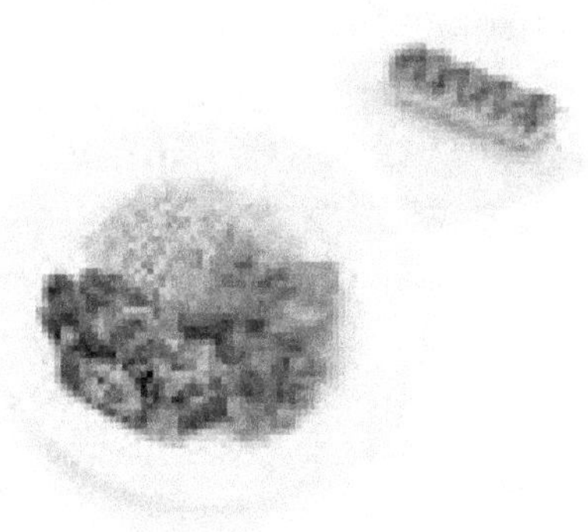

Siamo tutti consapevoli - e mi avete già sentito pronunciare il mio monologo da dietologo registrato - che per perdere peso bisogna consumare meno di quello che si brucia o bruciare più di quello che si consuma. Distinzione identica.

A seconda del vostro tipo di personalità, questo può sembrare più matematicamente impegnativo che far quadrare un libretto degli assegni. E molto peggio se sei il tipo che non fa mai quadrare il libretto degli assegni.

La buona notizia è che la maggior parte di noi perderà peso con una dieta giornaliera di 1.500 calorie. (Se vuoi essere ancora più specifico con la tua riduzione calorica, prova questo

calcolo per determinare un obiettivo calorico giornaliero che ti aiuterà a perdere 1 o 2 chili a settimana). Ok, eccellente, ma cosa sono 1.500 calorie? È il conteggio complessivo delle calorie per tutto ciò che si vede qui. Ancora meglio, ecco una ripartizione dei pasti:

Colazione: Consumare 300-350 calorie per iniziare la giornata. Per esempio, una colazione di 349 calorie qui include 1 tazza di avena condita con 14 tazze di yogurt magro e 12 bacche, così come un cappuccino magro da 12 once.

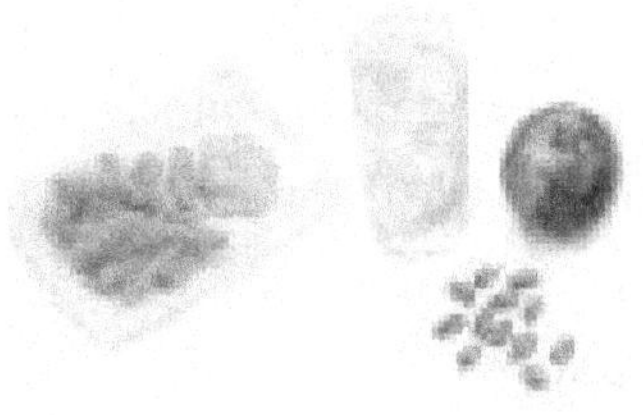

Spuntini: I vostri spuntini giornalieri dovrebbero contenere tra le 250 e le 375 calorie, a seconda di quanto consumate ai pasti. Qui sono indicati due spuntini, uno per la mattina e uno per il pomeriggio. Per esempio, uno spuntino mattutino di 1 tazza di carote baby e 14 tazze di hummus ha un conteggio calorico di 157. Uno spuntino di una mela piccola, 12 mandorle e acqua ghiacciata con limone ha 170 calorie nel pomeriggio. Qui ci sono altre alternative di spuntino per qualsiasi momento della giornata, tutte sotto le 250 calorie.

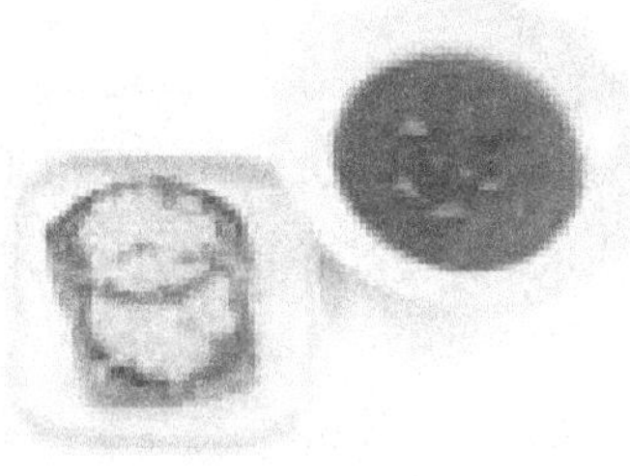

Pranzo: Puntate a 325-400 calorie per il pranzo. Quello nella foto è di 362 calorie da una fetta di pane integrale tostato con 12 once di formaggio Cheddar e due fette di pomodoro, oltre a 112 tazze di zuppa di fagioli neri. Un'alternativa un po' più portatile (per il posto di lavoro o un viaggio in macchina, per esempio) è un panino al tonno sandwich al tonno (2 pezzi di pane multicereali, 12 tazze di insalata di tonno fatta con due cucchiaini di maionese a basso contenuto di grassi, lattuga, pomodoro) e una pesca (327 calorie totali).

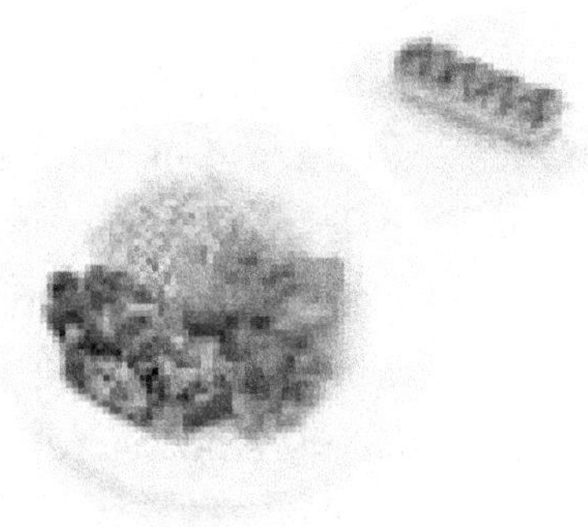

Cena: Consuma circa 500 calorie per completare la tua giornata. Per esempio, le bistecche di tonno alla provenzale illustrate con broccoli alla siciliana, 12 tazze di orzo perlato e Baby Tiramisu per dessert contengono solo 481 calorie.

Considera di sostituire il dessert con un bicchiere di vino a cena. Un bicchiere di vino da 5 once contiene circa 120 calorie.

CHE FUNZIONE HANNO I GRASSI NELLA SALUTE E NELLA PRODUZIONE DI ENERGIA, E COSA SONO?

Il corpo usa il grasso come fonte di carburante, e il grasso è il principale mezzo di immagazzinamento dell'energia del corpo. Il grasso serve una varietà di funzioni aggiuntive nel corpo, e una quantità moderata è necessaria per la salute generale. I grassi saturi, monoinsaturi e polinsaturi sono tutti i tipi di grassi presenti nel cibo. I grassi sono la fonte di energia più lenta, ma sono anche la più efficiente dal punto di vista energetico. I grassi forniscono al corpo circa nove calorie per grammo, più del doppio delle proteine o dei carboidrati. Il corpo immagazzina l'energia in eccesso come grasso perché i lipidi sono un tipo di energia così efficiente. Quando una persona acquista peso, i pre-adipociti nel tessuto connettivo si sviluppano e si riempiono di grasso, formando gli adipociti, immagazzinando il grasso come possibile fonte di energia quando il cibo è scarso. Gli acidi grassi essenziali, come i trigliceridi, il colesterolo e altri acidi grassi che il corpo non può produrre da solo, immagazzinano energia, ci isolano e proteggono i nostri organi chiave. Servono come messaggeri, assistendo le proteine nelle loro funzioni. Il grasso aiuta anche ad assorbire le vitamine liposolubili come A, D, E e K. Il grasso aiuta anche a tenerci caldi riempiendo le cellule di grasso e isolando il corpo. Il tuo corpo acquisisce importanti acidi grassi chiamati acidi linoleici e linolenici dai grassi che mangi. Il tessuto adiposo si trova nei seguenti luoghi negli esseri umani: sotto la pelle (grasso sottocutaneo), intorno agli organi interni (grasso viscerale), nel midollo osseo (midollo osseo giallo), intermuscolare (sistema muscolare), e nel seno (tessuto mammario). Il tessuto adiposo si trova nei depositi adiposi, che sono luoghi specifici dove si trova il tessuto adiposo.

COME POSSO UTILIZZARE NEL MIO CORPO L'ENERGIA PRESENTE NEL CIBO?

Tutti gli elementi del corpo (muscoli, cervello, cuore e fegato) richiedono energia per funzionare. Il cibo che mangiamo fornisce questa energia.

Il nostro corpo mescola il cibo che mangiamo con i fluidi (acidi ed enzimi) nello stomaco per digerirlo. Quando il cibo viene inghiottito nello stomaco, il contenuto di carboidrati del cibo (zuccheri e amidi) viene convertito in glucosio, un tipo distinto di zucchero.

Prima che il glucosio venga rilasciato nel sangue, viene assorbito nello stomaco e nell'intestino tenue. Il nostro corpo, d'altra parte, ha bisogno di insulina per utilizzare o immagazzinare il glucosio per l'energia. Pertanto, il glucosio rimane nel flusso sanguigno senza insulina, causando un aumento dei livelli di zucchero nel sangue. Ad un certo punto della giornata, molte persone si sentono stanche o abbattute. Una mancanza di energia può causare una minore produttività nelle attività abituali. Non sorprende che il tipo e la quantità di cibo che consumate abbiano un impatto significativo sui vostri livelli di energia durante la giornata.

Anche se tutti gli alimenti forniscono energia, alcuni forniscono sostanze nutritive che possono aiutarvi a mantenere i vostri livelli di energia, la vigilanza e l'attenzione durante la giornata. Il cibo è un deposito di energia chimica. L'energia chimica è immagazzinata negli alimenti come legami molecolari al livello più fondamentale. L'energia potenziale è rappresentata dai legami molecolari, che possono essere molto stabili, come nelle molecole di grasso, o molto attivi e transitori, come nelle molecole di ATP.

Sebbene il sangue ricco di ossigeno si precipiti attraverso il tuo corpo verso il cuore, i muscoli e il cervello ogni volta che fai esercizio, è un potenziatore naturale di energia per accedere e contenere il potere del cibo. Inserire regolarmente un allenamento nella tua giornata, anche se è solo per 10 minuti alla volta, ti aiuterà a mantenere i tuoi livelli di energia. Attraverso la catena alimentare, l'energia viene scambiata tra le creature. Per esempio, la fotosintesi è il modo in cui le piante ottengono l'energia dal sole. Questa energia può poi essere trasmessa lungo la catena alimentare da un organismo all'altro. Il produttore è l'organismo che ricava l'energia dal sole. È un altro metodo per accedere all'energia del cibo.

Mezzi di accesso al potere del cibo
1. Riempi un tubo bollente con acqua fredda.
2. Prendete nota della temperatura iniziale dell'acqua.
3. Conta il peso del campione di cibo.
4. Cuoci la roba a fuoco vivo finché non prende fuoco.
5. Usa la fiamma del cibo che brucia per riscaldare l'acqua.
6. Prendi nota della temperatura finale dell'acqua.

COME SPENDERE MENO TEMPO IN DENARO E CIBO

L'acquisto di cibo in questi giorni può essere una vera seccatura. È fondamentale fare un budget accurato per non spendere tutto il proprio reddito in generi alimentari. La cosa difficile è sapere come spendere in modo sensato senza rinunciare alle necessità. Puoi metterti sulla strada giusta per mangiare bene con un budget seguendo questi 15 passi. Se passate dieci minuti a guardare il telegiornale o a scorrere Facebook, capirete subito quanto è fuori dal vostro controllo. Vedrai le prove di avidità, corruzione, disastri naturali e malattie in soli dieci minuti. Anche il più composto di noi può sentirsi sopraffatto. Anche se non avete alcun controllo sul nuovo, c'è una cosa su cui avete il controllo che è molto più potente.

Avrete l'energia necessaria per affrontare lo stress quotidiano della vita se scegliete di mangiare saggiamente. Inoltre, è stato dimostrato che mangiare sano promuove l'immunità, abbassa la pressione sanguigna e il benessere mentale, tra le altre cose. Sono sicuro che non è la prima volta che senti parlare dei numerosi vantaggi del mangiare bene. Una veloce ricerca su Google produce 1,7 miliardi di risultati. L'informazione è facilmente disponibile e senza restrizioni. Ma, purtroppo, meno del 10% degli adulti e degli adolescenti negli Stati Uniti consuma abbastanza frutta e verdura. Vediamo quindi perché abbiamo problemi a mangiare sano e come possiamo rimediare.

1. Non fare acquisti impulsivi

Quello che voglio dire è che quando vai a fare la spesa, concentrati esclusivamente su ciò di cui hai bisogno piuttosto che su ciò che sembra essere attraente. È abbastanza facile entrare in un supermercato per un gallone di latte e uscire con 30 dollari di cibo spazzatura di cui non hai bisogno, ma che hai comprato perché sembrava delizioso.

2. Andare al negozio con i paraocchi.
Quando si fa la spesa per il cibo, ci si può distrarre un po'. Evita sempre di comprare qualcosa se non sei sicuro se verrà usato o meno. Se stai andando al supermercato per comprare latte, pane o uova, vai dritto a quelle sezioni e poi fai il check out.

3. Acquistare cibi congelati

È un'ottima idea anche per i prodotti in scatola e secchi. Nella mia famiglia, compriamo queste merci all'ingrosso quando sono più economiche e risparmiamo denaro a lungo termine quando il prezzo sale. Tuttavia, ci si deve preoccupare più frequentemente dei prodotti deperibili perché hanno una lunga durata.

4. Portate con voi i vostri pranzi

È quello che cattura sempre l'attenzione della gente. Al giorno d'oggi è più facile fermarsi in un fast-food o mangiare da un distributore automatico che preparare un pranzo. Lo svantaggio è che stai rischiando la tua salute e le tue finanze spendendo troppo per un cibo che non ne vale la pena. Puoi spendere 5 dollari per un hamburger e patatine o la metà di quella cifra per un pranzo al sacco e ottenere il doppio del cibo.

5. Sfrutta al meglio i tuoi avanzi

Ora, non sono sicuro di voi, ma praticamente ogni volta che cuciniamo la cena a casa mia, finiamo sempre con gli avanzi. Riutilizzare semplicemente questi avanzi è un'ottima strategia per ridurre lo spreco di cibo e risparmiare denaro.

Quindi, se siete come me, porterete questi avanzi al lavoro con voi. Con una sola pietra, puoi prendere due piccioni.

6. I pasti al ristorante devono essere condivisi
È un passo che vorrei aver conosciuto prima. Se si condividono i pasti quando si va a mangiare fuori, si può risparmiare un sacco di soldi, pur avendo un tempo meraviglioso. Se ci pensi, hai quasi sempre un sacco di cibo avanzato alla fine dei tuoi pasti, quindi perché non scegliere qualcosa che piace sia a te che a qualcun altro e dividerlo?

7. Scarica un'app per la spesa
Nel tuo sforzo di risparmiare, usare un'app per la spesa potrebbe essere utile. Per esempio, puoi usarla per guardare le offerte del negozio mentre sei lì, per cercare offerte esclusive (se sei un membro) e per tenere traccia di ciò che stai comprando e spendendo.

8. Fai una lista della spesa per la famiglia che tutti possano vedere.

Se vivete in una famiglia frenetica e sempre in movimento, questo vi tornerà utile. Tutti possono contribuire a una lista della spesa cooperativa tenuta in casa, rendendo facile per chi fa la spesa. Un altro vantaggio è che aiuta a ridurre gli acquisti inutili di generi alimentari che altrimenti potrebbero andare sprecati.

9. Stabilire obiettivi settimanali

È indiscutibilmente una delle nozioni più basilari, ma è anche una delle più difficili da afferrare, eppure è realizzabile! Puoi facilmente tenere traccia delle tue spese stabilendo un limite di spesa settimanale.

10. Non abbiate paura di comprare fuori marca

Non c'è nessun senso di colpa nell'acquistare merce fuori marca o di marca commerciale. Queste sono quasi sempre meno costose delle cose di marca, e il più delle volte non si nota la differenza.

11. Approfittare dei saldi

Cerca sempre i saldi nel tuo giornale locale. Perché non approfittare del fatto che si possono sempre trovare buoni prezzi comprando in questo modo? Inoltre, si può risparmiare decidendo quale negozio di alimentari visitare in base ai prezzi più alti.

12. Imparare a usare i coupon.

Abbiamo visto tutti quei couponers estremi in TV, quelli che fanno di tutto per ritagliare i coupon per risparmiare denaro. Allora perché non unirsi a questo gruppo di persone? Naturalmente, non è necessario arrivare agli estremi come le persone in TV per risparmiare sulla spesa, ma ritagliare i coupon può aiutare a risparmiare.

13. Unisciti a noi come membro

Molte aziende offrono piccole iscrizioni gratuite che richiedono di prendere una carta premi, iscriversi via e-mail e iniziare a risparmiare. Inoltre, potresti avere diritto a sconti speciali e coupon, e alcuni rivenditori ti ricompenseranno con punti per la merce. Questi vantaggi possono aiutarvi a risparmiare sui generi alimentari e persino a guadagnare soldi per la benzina in alcuni casi.

14. Scegliere dal menu di valore

Mangiare dal menu di valore è un altro metodo per risparmiare denaro quando si cena fuori. Quando si mangia fuori in questo modo, si può ottenere abbastanza cibo per riempire per una frazione del prezzo. In questo modo, si può ancora godere di mangiare fuori senza dover spendere il prezzo pieno.

15. Stabilire un limite

Una delle strategie di budgeting più efficaci è quella di prendere la quantità di denaro che avete a disposizione per spendere in cibo ogni mese e ritirarla in contanti. Dopodiché, dividete il denaro in quattro buste ed etichettatele con le settimane (settimana #1, settimana #2, e così via). Poi, ogni settimana, usa solo una busta e spendi solo quello che c'è dentro.

Spendere soldi per i pasti può essere più stressante di quanto debba essere, quindi perché non tentare di renderlo il più indolore possibile? Spero che questi suggerimenti vi siano utili come lo sono stati per me.